GU RATGEBER GESUNDHEIT

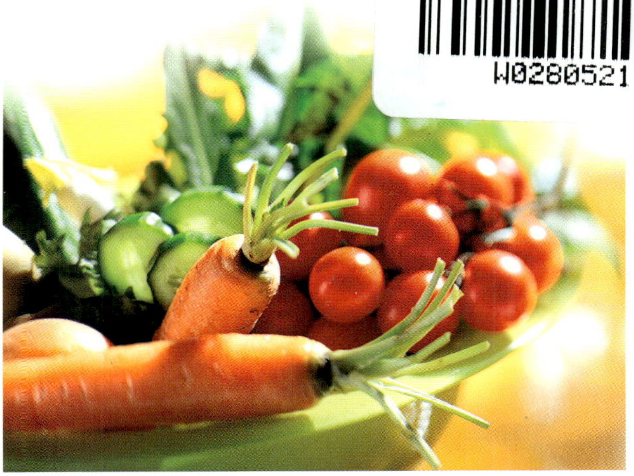

DR. MED. ROBERT M. BACHMANN

Abnehmen

mit Säure-Basen-Diät

- Entschlackung für den gesamten Körper
- Entsäuern, Entgiften – das neue Wohlfühlprogramm
- Auf Dauer schlank mit köstlichen Rezepten

GU

Inhalt

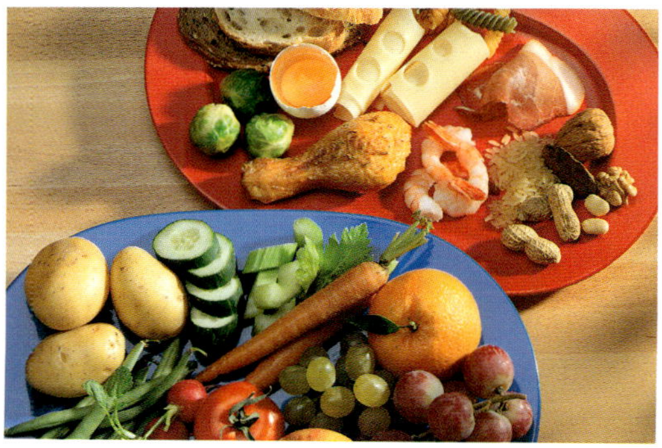

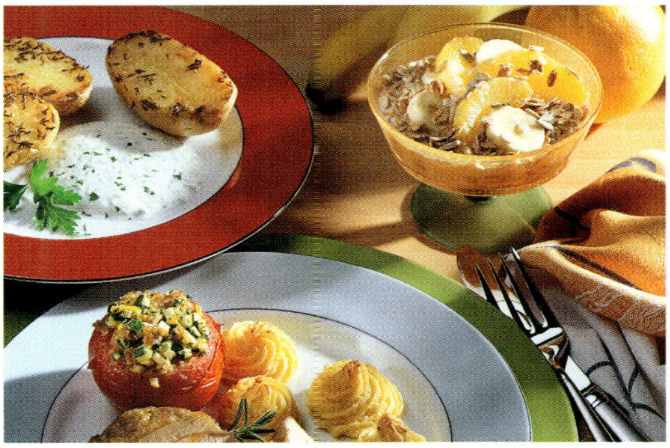

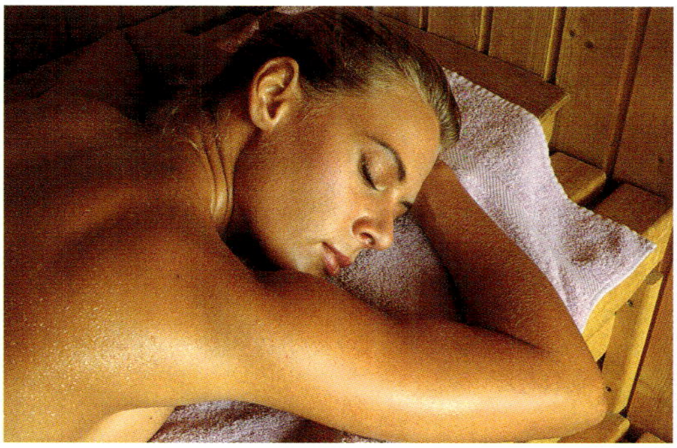

Wichtiger Hinweis

Vorliegender GU-Ratgeber stellt Ihnen eine Diät vor, die es Ihnen ermöglicht, dauerhaft Ihr Gewicht zu normalisieren und gleichzeitig Ihre Gesundheit zu fördern. Die hier erläuterte Säure-Basen-Diät beruht auf einer grundlegenden Umstellung der Ernährungsweise, die ganz gezielt den Säure-Basen-Haushalt des Körpers anspricht. Sie sollte von gesunden Menschen durchgeführt werden. Wenn Sie sich darüber nicht sicher sind oder sich in ärztlicher Behandlung befinden, sollten Sie zunächst Ihren Arzt befragen. Die Säure-Basen-Diät kann auch als Heilverfahren bei typischen Säurekrankheiten und deren Symptomen Anwendung finden oder als begleitende Maßnahme eingesetzt werden. Es ist jedoch unbedingt angezeigt, bei all diesen Erkrankungen auf jeden Fall einen Arzt aufzusuchen und mit dem Arzt ein entsprechendes Vorgehen abzuklären. Beachten Sie zudem stets alle im Text gegebenen Hinweise, die auf die Notwendigkeit einer ärztlichen Untersuchung beziehungsweise der Rücksprache mit einem Arzt aufmerksam machen.

Ein Wort zuvor

Fast alle Blitzdiäten und Wunderkuren zielen darauf ab, zum Teil durch absolut einseitige Ernährung das Körpergewicht sehr schnell zu reduzieren. Doch je rascher der Gewichtsverlust, um so schneller sind die Pfunde wieder »drauf«! Vernünftige Diäten hingegen sind in ihrer Auswahl der Nahrungsmittel sehr ausgewogen, und wer sie konsequent befolgt lernt, sich langfristig gesund zu ernähren – der beste Weg, erfolgreich, das heißt dauerhaft abzunehmen. Diesen »vernünftigen Weg« zu beschreiten, ist jedoch anfangs nicht immer leicht. Denn nicht selten signalisiert Ihnen Ihr Körper: »Mir fehlt etwas! Ich habe Hunger!« – und diese Körpersignale sind oft stärker als die Vernunft. Warum Ihnen Ihr Körper diese Streiche spielt und wie Sie leichter gegen die Verlockungen des Kühlschranks oder Backofens ankommen – all dies erfahren Sie aus diesem Buch. Mit der Säure-Basen-Diät können Sie Ihre Ernährung so umstellen, daß Sie Ihren Stoffwechsel wieder ins Gleichgewicht bringen, anstatt ihn mit einer unausgewogenen Mangeldiät noch stärker zu strapazieren. Ihr Körper lernt wieder, Ihnen Hunger- und Sättigungssignale zu vermitteln, denen Sie vertrauen können.
Mit der Säure-Basen-Diät brauchen Sie keine Heißhungergefühle zu befürchten, Sie lernen, mit dem Essen aufzuhören, buchstäblich wenn es am besten schmeckt und ohne daß Sie sich hierbei bewußt »bremsen« müssen. So reduzieren Sie dauerhaft Ihr Gewicht, erlangen eine wunderbare Vitalität und eine stabile Gesundheit – und können aktiv und fit Ihr Leben gestalten.

Dr. med. Robert M. Bachmann,
F.X. Mayr–Arzt,
Leiter der Allgäu-Clinic für Naturheilverfahren
in Bad Wörishofen und Hindelang

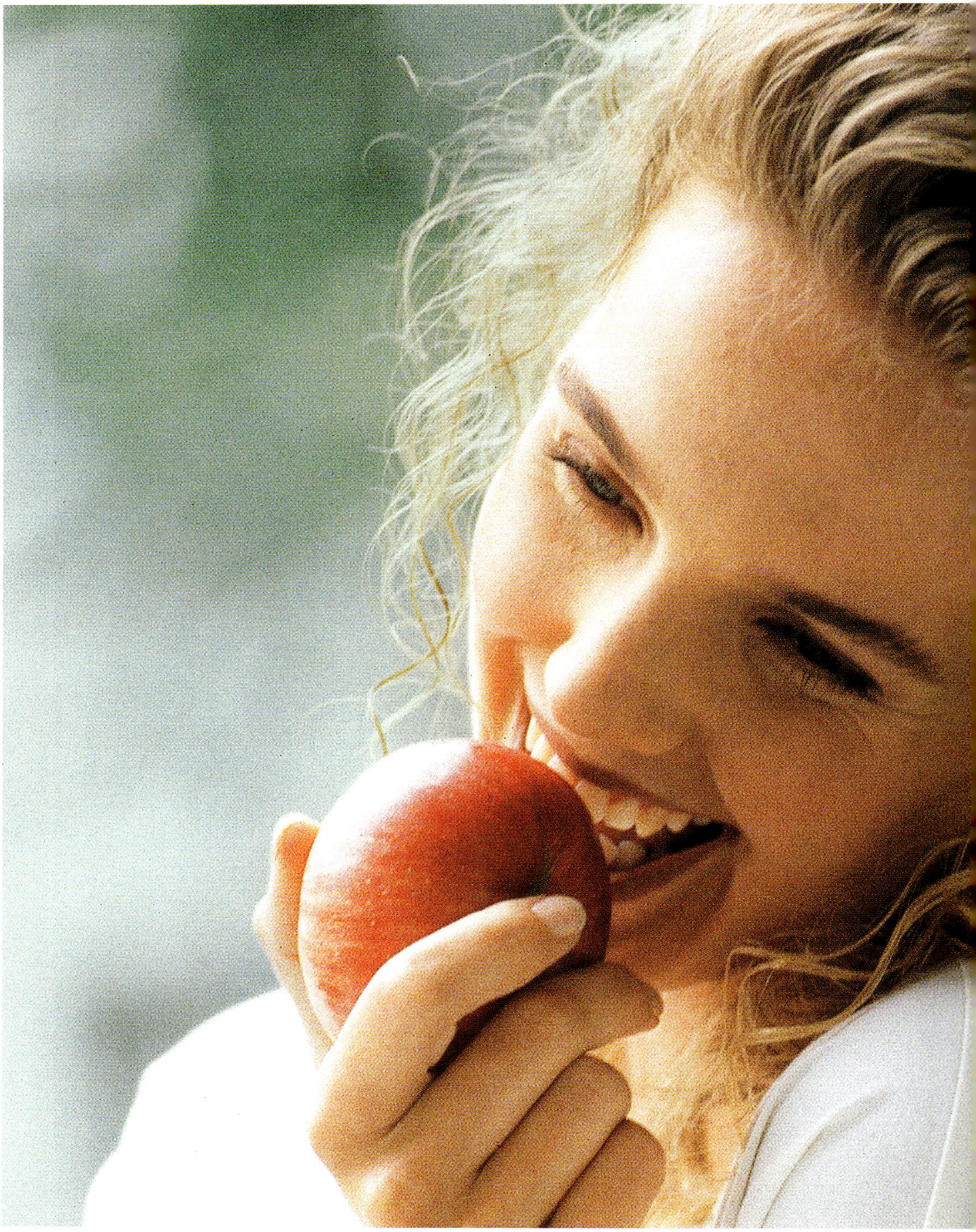

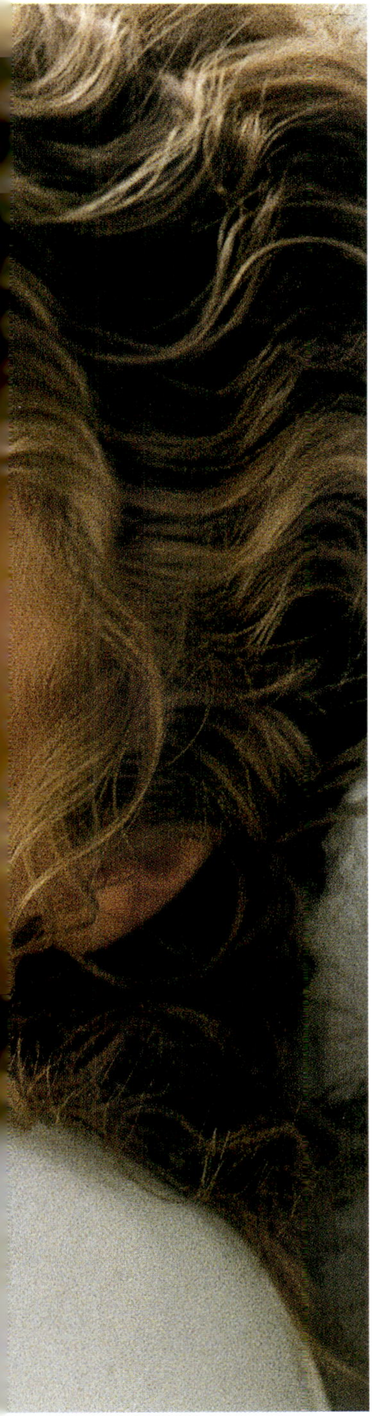

Abnehmen leicht gemacht

Sich wohl fühlen schon beim Abnehmen, das eigene Wohlfühlgewicht finden und auf Dauer stabilisieren, seinem Körper und damit auch seiner Seele Gutes tun – all dies ermöglicht Ihnen die Säure-Basen-Diät. Die Grundlagen und Vorzüge dieser Diät, auch im Hinblick auf Ihre Gesundheit und Lebensfreude, werden Sie davon überzeugen: Abnehmen macht Spaß!

Sie wollen abnehmen?

Aus welchen Gründen auch immer Sie abnehmen wollen: Ein paar Pfunde purzeln zu lassen ist sicher eine gute Entscheidung. Nur in ganz seltenen Fällen ist es falsch, abzunehmen. Sehr wichtig ist allerdings die Auswahl der richtigen Diät, denn nur wenige Diäten ermöglichen es Ihnen, dauerhaft abzunehmen, gleichzeitig Ihre Gesundheit zu stärken und Ihr Wohlbefinden zu erhöhen. Die Säure-Basen-Diät garantiert Ihnen all dies und ebnet Ihnen darüber hinaus den Weg zu diesem Ziel. Denn sie schützt vor oft auftretenden Begleiterscheinungen des Abnehmens, wie Kreislaufstörungen, Mißstimmungen, Kopfschmerzen oder Heißhunger.

Gesundheit und Wohlbefinden

Die richtige Diät wählen

Alle Diäten basieren auf der Tatsache, daß Sie nur abnehmen, wenn Sie Ihrem Körper weniger Energie zuführen als er verbraucht. Das muß nicht heißen, daß Sie nun hungern müssen. Diäten mit extremen Nährstoffrelationen, fettarm – kohlenhydratreich oder umgekehrt: kohlenhydratarm – fettreich, wie etwa die Kartoffel- oder die Atkins-Diät, erlauben Ihnen sogar, bestimmte Nahrungsmittel unbegrenzt zu essen. Hierbei werden Ihrem Körper jedoch wichtige Nährstoffe vorenthalten, was Ihre Gesundheit und Ihr Wohlbefinden beeinträchtigt: Sie sind müde, nervös, unkonzentriert.

Extreme Nährstoff-relationen

Der »Jojo-Effekt«

Viele Diäten enden, wo sie begonnen haben: beim Übergewicht. Schuld daran ist der »Jojo-Effekt«: Sie essen weniger, nehmen ab, beenden zufrieden Ihre Diät und essen wieder wie zuvor. Ihr Körper aber hat sich während Ihrer Diät auf ein geringeres Nahrungsangebot eingestellt und nutzt dieses nun sehr viel besser aus als vorher. Sie aber nehmen sehr schnell wieder zu, zudem oft mehr, als Sie durch Ihre Diät abgenommen haben.

Abnehmen – zunehmen

Ideal: die Säure-Basen-Diät

Eine auf Dauer erfolgversprechende, gesunde Diät muß folgende wichtige Punkte berücksichtigen:

Erfolgversprechende, gesunde Diät

- Sie muß gesundheitlich unbedenklich sein.
- Sie muß Ihnen den Weg zu gesunder Ernährung weisen.
- Sie muß schmecken und satt machen, zumindest aber das Hungergefühl vertreiben.
- Sie muß im Alltag umsetzbar sein.
- Sie müssen sich mit dieser Diät wohl fühlen.

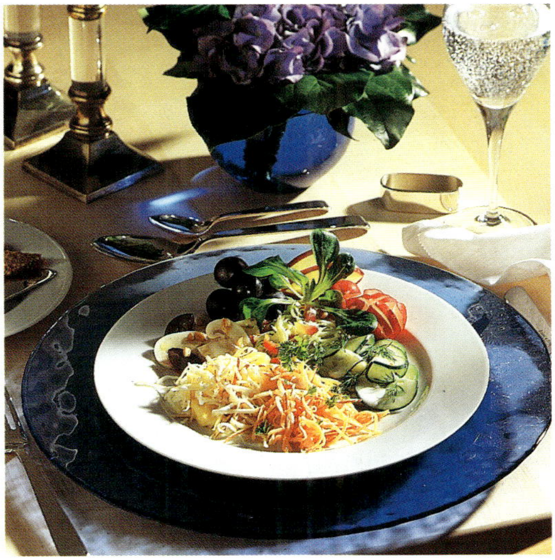

Eine solche Diät hilft Ihnen, nicht nur Ihre Eßgewohnheiten, sondern auch die eine oder andere Ihrer Lebensgewohnheiten umzustellen, denn sie beruht untrennbar auch darauf, daß Sie sich mehr Bewegung (Seite 79) und Entspannung (Seite 81) verschaffen. Derart reduzieren Sie also nicht nur dauerhaft Ihr Gewicht, eine solche »Diät« wird Ihnen zudem ein Quell sprudelnder Vitalität sein.

Die hier beschriebene »Säure-Basen-Diät« erfüllt alle obengenannten Punkte einer idealen Diät. Sie müssen außerdem nur wenige Grundregeln beachten, die Sie schnell erlernt haben, und die Sie auch in Ihrem normalen Alltag jederzeit praktizieren können.

Eine gute Diät erkennt man daran, daß man sie ohne zeitliche Begrenzung durchführen kann.

Mit Kalorienzählen und sorgfältig zusammengestellten Einkaufslisten brauchen Sie sich nicht zu belasten. Dies ist mit ein Grund, warum die »Säure-Basen-Diät« auch dem altbekannten FdH (»Friß die Hälfte«) vorzuziehen ist. Denn bei FdH verspüren Sie Hunger – die Portionen sind kleiner als gewohnt – und es ist zudem nicht sichergestellt, daß Sie sich hierbei ausreichend mit allen notwendigen Vitalstoffen versorgen.

Müssen Sie überhaupt abnehmen?

Zu dick – zu dünn, das ist für viele buchstäblich »Ansichtssache«. Denn unsere Vorstellung von schlank, schön und attraktiv wird nicht zuletzt von Modemagazinen und der Werbung geprägt. Sich an diesen Bildern zu orientieren, kann nun aber zweierlei zur Folge haben: nur noch an seine Figur zu denken, Gesundheit und »Wohlfühlen« jedoch zu vernachlässigen – oder aber den Mut zum Abnehmen völlig zu verlieren, da Sie davon ausgehen, dieses »Traumziel« sowieso nie zu erreichen.

Falsche Ideale

Wichtig: Ihr Wohlfühlgewicht

Andere Zeiten – andere Kulturen

In unserer heutigen Kultur ist Schlankheit, oft gleichgesetzt mit Jugendlichkeit, ein Ideal. In früheren Zeiten hingegen galten runde Formen als schön, und in einigen anderen Kulturen ist dies auch heute noch der Fall. Wo zum Beispiel Mangel herrscht, ist Überfluß, Reichtum und somit nicht selten auch Fettleibigkeit erstrebenswert: ein Ideal. Schlank oder füllig, dünn oder dick sind also in ihrer Wertschätzung dem Wandel der Zeiten und auch Kulturen unterworfen. Dies sollten Sie sich vor Augen halten, wenn das gängige Schlankheitsideal mal wieder Ihre Stimmung drückt. Statt mit sich zu hadern, sollten Sie sich überlegen, wann, mit welchem Gewicht Sie sich am wohlsten, vitalsten und leistungsfähigsten gefühlt haben.

Wohlfühlen ohne Genußgifte?

Zum Wohlfühlen gehören für viele Menschen auch eine möglichst stets gefüllte Kaffeetasse oder die griffbereiten Zigaretten, und nicht selten erhöht sich deren Konsum in Streßsituationen. Der Verzicht auf diese »Giftrationen« beeinträchtigt dann aber entsprechend das Wohlbefinden: Nervosität, Reizbarkeit und schlechte Laune sind die Folge.

Kaffee und Zigaretten meiden

Ein Verzicht auf die regelmäßigen Genußgifte wird sich zunächst negativ auf Ihr Wohlbefinden auswirken. Wenn Sie Ihr Wohlfühlgewicht aber »unverfälscht« herausfinden möchten, dann gelingt Ihnen das nur ohne die Gelüste auf Süßigkeiten, Alkohol, Nikotin oder Koffein. Doch gegen eine gelegentliche Tasse italienischen Espresso oder ein Glas trockenen Wein hat in der Regel niemand etwas einzuwenden.

Dick oder dünn – mehr als nur »Ansichtssache«

Gute und schlechte »Futterverwerter«

Die Figur wird uns zum Teil schon in die Wiege gelegt – die oft zitierte »Veranlagung« spielt tatsächlich eine große Rolle. Denn jeder Mensch hat einen anderen Energieumsatz – den »guten« beziehungsweise den »schlechten« Futterverwerter gibt es also wirklich: Menschen, die selbst im Winter mit kurzen Ärmeln herumlaufen, sich öfter einen Kuchen nebenbei gönnen und trotzdem nicht zunehmen. Ihr Stoffwechsel läuft auf Hochtouren, ganz anders als bei jenen, die sich Sahnesaucen und Süßigkeiten verkneifen und dennoch zunehmen. An dieser Veranlagung läßt sich nur wenig ändern. Doch die Natur hat ihrerseits entsprechende Regulatoren vorgesehen. Jeder Mensch verfügt – wenn oft auch tief verborgen – über jene Eßinstinkte, die verhindern, daß er mehr ißt, als er benötigt. Zu lernen, diese Eßinstinkte wieder aufzuspüren und zu pflegen, ist ein großer Vorzug der Säure-Basen-Diät.

Eßinstinkte aufspüren

Sind Sie »dick«?

Untergewicht – Normalgewicht – Übergewicht

Veranlagung hin oder her – Sie möchten und brauchen einen Anhaltspunkt, um Ihr Gewicht »vernünftig« einzuordnen. Untergewicht – Normalgewicht – Übergewicht: Wie ist dies festzustellen – wo liegen die jeweiligen Grenzen?
Bislang orientierte man sich meist am sogenannten Broca-Index, um Über- beziehungsweise Untergewicht festzustellen. Mit Hilfe des Broca-Index haben Sie Ihr Gewicht schnell eingeordnet: Körpergröße in Zentimeter – 100 = Normalgewicht. Der Broca-Index gilt heute jedoch vor allem deshalb als überholt, weil er größere Menschen bevorzugt, kleinere jedoch benachteiligt.

Leicht zu berechnen: der Broca-Index

Berechnung des Broca-Index

Bei einer Größe von 168 cm liegt nach Broca das Normalgewicht bei 68 Kilo. Das entsprechende Idealgewicht liegt bei Frauen 15 %, bei Männern 10 % unter dem Normalgewicht, also bei etwa 58 beziehungsweise 61 Kilo. Von Übergewicht spricht man bei einem Gewicht, das den Broca-Index um 20 % übersteigt, gemäß unserem Beispiel also ab einem Gewicht von 82 Kilo.

Das moderne Maß: Der BMI

Um diese »Ungerechtigkeit« aufzuheben, wurde der sogenannte Body-Mass-Index (BMI, deutsch: Körper-Masse-Index) eingeführt. Seine Formel lautet: BMI = Körpergewicht (kg) / Körperlänge × Körperlänge (m^2).

Gerecht und »vernünftig«

Mit Hilfe des BMI können Sie also Ihr Gewicht wirklich »vernünftig« einordnen. Ihren BMI können Sie errechnen oder der Tabelle auf der nächsten Seite entnehmen.

Bewertungsskala gemäß BMI

weniger als 19	Untergewicht
19–24	Normalgewicht
25–30	Übergewicht
30–40	Fettsucht
mehr als 40	starke Fettsucht

Untergewicht – Normalgewicht – Übergewicht

Grundsätzlich ist davon auszugehen, daß Ihr Wohlfühlgewicht im Rahmen Ihres Normalgewichts liegt, hier eher an der oberen als an der unteren Grenze. Untergewicht wie Übergewicht sind ungesund – eine Säure-Basen-Diät hilft in beiden Fällen, auf gesunde Art Ihr Körpergewicht langsam aber sicher zu normalisieren.

Kalorien allein sind nicht ausschlaggebend

▶ In Kliniken, die auf Grundlage der Säure-Basen-Diät arbeiten, wird immer wieder festgestellt, daß übergewichtige Menschen, die diese Kost erhalten, abnehmen, selbst wenn die Kalorienzahl ihrer täglichen Mahlzeiten nicht beschränkt wird. Untergewichtige aber nehmen unter einer Säure-Basen-Diät in gewünschtem Maße zu, da sie optimal auf den Stoffwechsel abgestimmt ist.

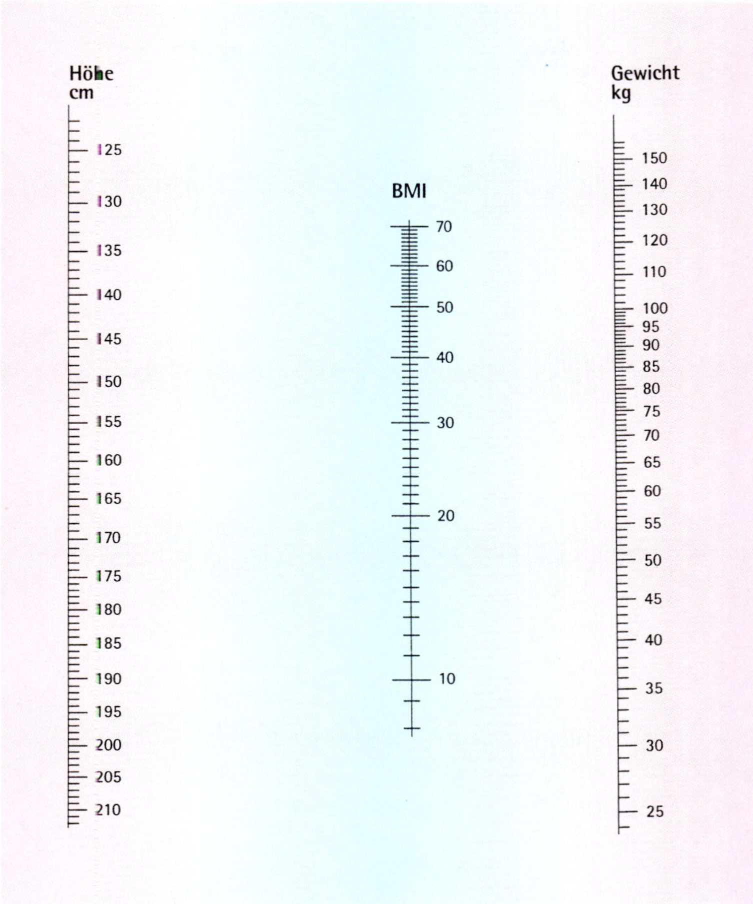

Den BMI bestimmen.

Um Ihren ungefähren Body-Mass-Index zu bestimmen. brauchen Sie bei dieser Grafik nur ein Lineal. Verbinden Sie den Punkt Ihrer Körpergröße (linke Skala) mit dem Punkt Ihres Gewichts (rechte Skala). Dort, wo die Verbindungslinie die BMI-Skala schneidet, können Sie ablesen, wie hoch Ihr BMI etwa liegt. Wer seinen Body-Mass-Index ganz exakt bestimmen will, nimmt einen Taschenrechner: Die Körperlänge in Metern mit sich selbst multiplizieren. Das Körpergewicht muß dann durch dieses Produkt geteilt werden.

Gesundheitliche Risiken durch Übergewicht

Gesundheit und Lebenserwartung

Übergewicht birgt gesundheitliche Risiken, dies hat auch eine Langzeitstudie mit 5 000 Testpersonen gezeigt. Dabei stellte sich heraus, daß diejenigen, die seit ihrem 18. Lebensjahr mehr als zehn Kilo zugenommen hatten, deutlich häufiger an Krankheiten des Herzens und der Blutgefäße litten als jene, die weniger als zehn Kilo zugenommen hatten. Eine gewisse Gewichtszunahme im Zuge des Älterwerdens ist zwar normal, doch deutlich »zuviel« verschlechtert die Lebensqualität. Denn schlankere Menschen sind gesünder und erfreuen sich einer höheren Lebenserwartung.

Übergewicht aus ärztlicher Sicht

Säurekrankheiten

Ärzte raten auch bei leichtem Übergewicht, also bei einem Body-Mass-Index zwischen 25 und 30, zur Gewichtsabnahme, wenn Krankheiten oder Beschwerden auftreten, die mit dem Übergewicht in Zusammenhang stehen. Dazu gehören ein hoher Blutdruck, Arterienverkalkung, Diabetes, Gicht, Rücken- oder Gelenkschmerzen sowie Krankheiten der Leber, Gallenblase und des Darms.

Apfel oder Birne?

Typische Fettverteilung

Bei der ärztlichen Beurteilung, ob Ihre Gesundheit durch Übergewicht gefährdet ist, spielt auch die Fettverteilung in Ihrem Körper eine Rolle. Sie haben sicher schon beobachtet, daß Männer eher zu einem »stattlichen« Bauch neigen, Frauen hingegen oft zu Polstern an Po, Schenkeln und Hüfte. Wegen ihrer charakteristischen Form wird die für Männer typische Fettverteilung als »Apfel« bezeichnet, die für Frauen typische hingegen als »Birne«. Bei der »Apfel«-Fettsucht ist der Fettstoffwechsel stärker gestört als bei der »Birnen«-Fettsucht. Der Apfeltyp leidet häufiger an körperlichen Beschwerden wie Herzerkrankungen oder Bluthochdruck.

Cellulite

Gestörter Fettstoffwechsel

Frauen sind mindestens bis zum Eintritt in die Wechseljahre weniger von Herz-Kreislauf-Krankheiten betroffen als Männer, da sich die Fettstoffwechselstörung der »Birnen«-Fettsucht nicht so stark auf die Gesundheit auswirkt. Frauen haben jedoch oft ein anderes Problem: die Cellulite oder Orangenhaut, die allerdings keine gesundheitlichen Beschwerden nach sich zieht. Sie findet sich meist an den typisch weiblichen Problemzonen, also an Po und Hüften, vor allem aber an den Oberschenkeln. Die Cellulite wird durch drei Faktoren verursacht:

- Die Wirkung der weiblichen Hormone (weswegen in erster Linie Frauen betroffen sind)
- Vergrößerte, vergröberte Fettzellen
- Übersäuerung des Gewebes.

Cellulite können Sie durch basenreiche Ernährung vorbeugen und behandeln.

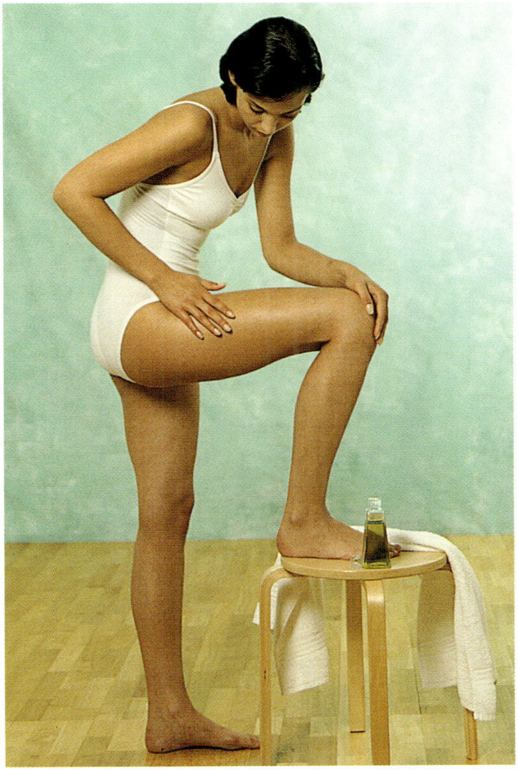

■ Die weiblichen Hormone sind die Grundvoraussetzung, daß Cellulite überhaupt entstehen kann. Daß sie jedoch entsteht, ist bedingt durch ein »Zuviel« an Säuren und Fett im Körper. Eine basenreiche Ernährung sorgt dafür, daß überschüssige Säuren aus dem Körper ausgeschwemmt und Fettdepots, also die Fettzellen beziehungsweise das Fettgewebe, verbrannt, also reduziert werden. Wenn Sie nun Ihre Haut noch regelmäßig massieren, bekommen Sie das »Problem Orangenhaut« sichtbar und erfolgreich in den Griff.

Abhilfe ist möglich

▶ Die Säure-Basen-Diät stellt in Ihrem Körper ein ausgewogenes Verhältnis von Säuren und Basen her, sie wirkt daher auch gegen Cellulite.

Krankheiten vorbeugen

Viele Begleiterscheinungen unserer heutigen Arbeitsgesellschaft wie etwa Streß, Hektik oder auch Umweltverschmutzung machen es immer wichtiger, selbst aktiv Krankheiten vorzubeugen. Hierzu gehört auch, seinen Körper nicht durch überflüssige Pfunde zu belasten. Ein weiterer wichtiger Faktor für Ihre Gesundheit ist Ihre Lebensfreude – quälen Sie sich also nicht mit Hunger und Abnehmstreß, sondern finden Sie heraus, was Ihnen wirklich gut tut, welche Aktivitäten Ihnen Freude machen – krempeln Sie Ihren Speisezettel, aber auch Ihre Freizeit ein wenig um.

Überflüssige Pfunde bekämpfen

Weniger Gewicht – mehr Energie

Schweres Leben – leichtes Leben

Wenn Sie feststellen, daß Ihnen Ihr Leben zusehends »schwerer« wird, das heißt Ihre Energie nicht mehr ausreicht, sowohl Ihren Alltag zu bewältigen wie auch Ihre Lebensfreude zu erhöhen, ist es allemal geraten, abzunehmen. Herz, Blutgefäße und Gelenke werden durch eine Gewichtsreduzierung enorm entlastet. Ihre Verdauungsorgane benötigen weit weniger Energie, wenn Sie sie nicht mehr durch zuviel Essen oder auch durch eine falsche Ernährung überfordern. Diese Entlastung und diese Energie wird Ihnen auf anderen Gebieten zu Gute kommen: Sie werden spüren, wie »leicht« und aktiv Sie werden, wieviel Energie Sie nun aufbringen, wieviel mehr Sie sich zutrauen, kurz, wie sich Ihr Leben positiv verändert.

Das Wohlfühlprogramm als Motivationsmotor

Dazu ist es natürlich wichtig, daß nicht pausenlos der Hunger an Ihnen nagt, daß Sie sich nicht ständig bezähmen müssen, nachts nicht vor dem Kühlschrank zu landen. Deshalb ist ein Wohlfühlprogramm, das Ihnen zu Beginn des Abnehmens trotz Verzicht das Leben leicht macht, ganz besonders wichtig. Außerdem sollte das »Abspecken« nicht allein nur mit einer anderen Ernährung zu tun haben. Auch eine veränderte Einstellung zum Essen, mehr Bewegung und gezielte Entspannung werden Ihnen helfen, von innen heraus zu entschlacken.

Den Verzicht erleichtern

Warum haben Sie zugenommen?

Der erste Schritt in Richtung Wunschgewicht ist die Erkenntnis, warum man überhaupt mehr wiegt als man will. Schreiben Sie – noch bevor Sie überhaupt eine Diät beginnen! – einmal einige Tage lang auf, was, wieviel und bei welcher Gelegenheit Sie essen.

Das Wunschgewicht erkennen

Ein Tagebuch – muß das sein?

Viele, die abnehmen wollen, brennen darauf, sofort damit zu beginnen. Warum also erst einmal Tagebuch führen und dabei Zeit verlieren? Wenn Sie nur ein paar Pfunde bekämpfen wollen, brauchen Sie dies auch nicht. Wenn Sie aber tatsächlich übergewichtig sind, hilft Ihnen dieses Protokoll, die üblichen Diätklippen, die Stellen, an denen viele Diäten abgebrochen werden, zu umschiffen.

Diätklippen meistern

■ Führen Sie Ihr Protokoll über eine Woche. Wenn Sie es dann durchsehen, achten Sie bitte genau auf folgende Punkte:

Neun Kernfragen

1. Essen Sie abends besonders viel?
2. Wie oft haben Sie in Ruhe gegessen, wie oft haben Sie etwas anderes nebenher getan?
3. Wie oft haben Sie Grundnahrungsmittel (Kartoffeln, Gemüse, Reis, Obst, Milch, Käse) gegessen?
4. Wie oft essen Sie in der Kantine, wie oft einen industriell vorbereiteten Snack, zum Beispiel Schokoriegel, Chips?
5. Wieviel und was essen Sie in Gesellschaft oder alleine?
6. Essen Sie, um sich zu beruhigen oder zu belohnen?
7. Essen Sie aus Langeweile?
8. Essen oder trinken Sie viel Süßes?
9. Essen Sie gerne Fettes?

Eßgewohnheiten erforschen

1: Die späte Mahlzeit

Gehören Sie zu den vielen Berufstätigen, die abends Ihre Hauptmahlzeit essen? Versuchen Sie, zumindest an den Wochenenden die Hauptmahlzeit mittags einzunehmen. Denn alles, was Sie abends essen, schlägt besonders gut und hartnäckig an.

Energie und Energiereserven

Abends und vor allem nachts ist Ihr Körper auf Ruhe und Regeneration eingestellt, da auch Sie selbst nun nicht mehr allzu aktiv sind. Alles, was Sie jetzt essen, wird entsprechend nicht in Energie für Aktivität umgesetzt, sondern in Energiereserven, also in Kohlenhydrat- und Fettdepots angelegt.

Abends füllen sich die Fettdepots

Fett- und Kohlenhydratdepots

Wenn Sie dies nun dadurch ausgleichen wollen, daß Sie am nächsten Morgen das Frühstück ausfallen lassen, so spielt Ihr Körper hierbei allerdings nur bedingt mit. Er bekommt keine Nahrung, also steht ihm auch nichts zur Verfügung, was er direkt in Energie umsetzen könnte. Das Essen vom Vorabend ist längst im Depot – und diese Reserven greift der Körper so schnell nicht an. Er stellt sich erst einmal auf Fasten ein und entsprechend auf geringere Leistungsabgabe. Ihr Stoffwechsel arbeitet auf Sparflamme und greift bestenfalls Ihre Kohlenhydratreserven, jedoch noch nicht Ihre Fettdepots an. Kein Wunder, daß Sie dann am Vormittag nicht fit werden, also auch weniger Kalorien verbrauchen. Wenn Sie sich erst abends die Zeit nehmen, endlich ausgiebig zu essen, beginnt dieser Kreislauf wieder von vorne. Ihre Fettdepots werden auf diese Art gut gefüllt, und Sie selbst nehmen entsprechend zu.

Kohlenhydrate und Zucker

Essen Sie abends sehr kohlenhydrat- oder zuckerreiche Speisen, dann wirkt sich auch dies auf Ihr Gewicht aus. Denn am nächsten Morgen wachen Sie mit quälendem Hunger auf, so daß Ihr Frühstück reichhaltiger ausfällt als angemessen.

Blutzuckerspiegel und Insulinausschüttung

Dies hängt mit der Blutzuckerregulation zusammen: Steigt der Blutzucker, so wird entsprechend mehr Insulin ins Blut abgegeben, um den Blutzucker zu regulieren, sprich abzubauen. Je steiler der Blutzuckeranstieg, desto mehr Insulin wird ausgeschüttet. Der Zucker

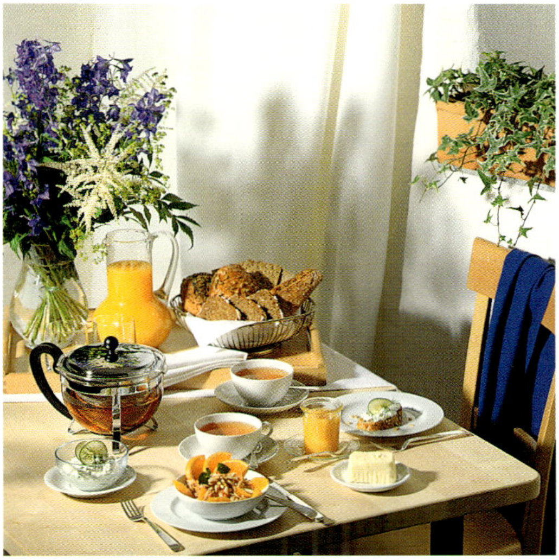

tritt dann sehr schnell in die Zellen ein, und Ihr Zuckerspiegel sinkt entsprechend plötzlich und sogar unter seinen Ausgangswert ab – Hunger ist dann die Folge.

Süßes macht hungrig

Gesund und gut: ein ausgiebiges Frühstück

Viel besser wird Ihr Stoffwechsel ausgelastet, wenn Sie sich ein Frühstück in Ruhe gönnen. Sind Sie ein ausgesprochener Frühstücksmuffel, dann sollten Sie sich ein zweites Frühstück für unterwegs mitnehmen. Anregungen hierfür finden Sie im Rezeptteil (Seite 45 bis Seite 75).

Frühstück ist die wichtigste Mahlzeit.

Nehmen Sie sich Zeit für das Mittagessen!

Viele fühlen sich mittags gestreßt oder haben an ihrem Arbeitsplatz keine Möglichkeit, essen zu gehen. Deshalb fällt mittags eine vollständige Mahlzeit oft aus, vielleicht auch, weil viele glauben, sie würden hinterher ermüden und könnten nicht mehr konzentriert arbeiten. Bei einem abwechslungsreichen, leichten Mittagessen, das Sie sich ja durchaus auch mit zur Arbeit nehmen können, ist dies jedoch nicht der Fall.

▶ Frühstücken Sie ausgiebig und in Ruhe. Aber nehmen Sie die größte Mahlzeit des Tages nach Möglichkeit immer am Mittag ein. Das kann auch ein großer Salat sein oder ein großes Sandwich mit Säften. Sie können Ihr Mittagessen jedoch auch auf mittags und nachmittags verteilen, sofern es dann nicht zur Hälfte aus Kuchen, Schlagsahne und Kaffee besteht. Abends allerdings sollten Sie nur noch eine kleine Mahlzeit essen, die möglichst leicht verdaulich ist. Also keine Rohkost zum Abendessen, sondern besser gedünstetes Gemüse oder eine heiße Suppe. Ihren Körper belohnen Sie dadurch mit einem guten, erholsamen Schlaf.

Leichte Kost

Abends keine Rohkost

2: Lassen Sie sich Zeit zum Genießen!

Wenn Sie nicht in Ruhe essen, dann schmecken Sie das Essen kaum und spüren auch Ihr Sättigungsgefühl nicht. Sie essen also viel mehr, als Ihnen guttut und als Sie eigentlich wollten.

Gründlich kauen

▶ Genießen Sie Ihr Essen – kauen Sie gründlich! Nach etwa 15 Minuten fühlen Sie sich satt – ein Gefühl, das weniger von der Menge als vielmehr von der Dauer Ihrer Mahlzeit abhängt. Außerdem fängt die Verdauung der Nahrung schon im Mund an. Denn auch der Speichel enthält Verdauungsenzyme. Geben Sie also Ihrem Körper schon beim Kauen genügend Zeit, sich auf die nun einsetzende Verdauungsarbeit einzustellen.

3: Mit Grundnahrungsmitteln nicht geizen!

Wenn Sie reichlich Grundnahrungsmittel essen, also Brot, Obst, Gemüse, Kartoffeln, Reis, Nudeln, und noch dazu auf das Sättigungsgefühl achten, können Sie sich fast nicht über- und vor allem kaum fehlernähren. Denn diese Grundnahrungsmittel enthalten alle sehr wenig Fett, viele sättigende Ballaststoffe und Kohlenhydrate, viele Vitamine und Mineralstoffe.

4: Kantinenessen/Industrienahrung

Versteckte Fette – wenig Vitalstoffe

Zur Überernährung tragen vor allem stark zuckerhaltige Produkte bei, die eine massive Insulinausschüttung bewirken (Seite 18), sowie industriell bearbeitete Produkte, die das Sättigungsgefühl oft gezielt überspielen. Kantinenessen enthält oft versteckte Fette und wenig Vitalstoffe. Der Körper spürt, daß ihm wichtige Stoffe fehlen, Hunger- und Sättigungsreflex werden durch falsche Signale gesteuert, Ihre natürliche »Eßbremse« kommt Ihnen abhanden.

5: Essen in Gesellschaft und alleine

Verbündete suchen

Essen Sie in Gesellschaft stets mehr als Sie eigentlich wollen, dann sollten Sie sich jemanden suchen, der ähnlich wie Sie weniger essen möchte: Machen Sie sich gegenseitig mit einem Blick darauf aufmerksam. Oder essen Sie vor dem Restaurantbesuch oder vor einer Einladung zum Essen etwas Sättigendes, so daß Sie nun um so langsamer und genußvoller speisen können. Kauen Sie jeden Bissen ausgiebig – so werden Sie auch nicht vor Ihrem leeren Teller sitzen, während die anderen noch schlemmen.

Genußvoll speisen

Essen Sie hingegen meist dann sehr viel, wenn Sie alleine sind, so liegt die Vermutung nahe, daß Sie sich derart über Ihr Alleinsein hinwegtrösten wollen. Essen Sie Ihren Kummer nicht in sich hinein! Versuchen Sie, beispielsweise sportliche oder kulturelle Aktivitäten zu entwickeln (Seite 79), um Kontakte zu knüpfen.

6: Essen als Belohnung

Als Kind wird man oft mit Süßigkeiten belohnt, und als Erwachsene erwarten wir dies oft ebenso – meist unbewußt. Überlegen Sie sich, wie Sie Ihre Seele auf andere Art und Weise streicheln können. Belohnungen gibt es viele! Stellen Sie ein Sparschwein auf – für Ihren nächsten Urlaub, für einen langgehegten Wunsch, für jenen kleinen Luxus, der eigentlich immer viel zu teuer ist! Nehmen Sie ein entspannendes Vollbad – auch das sorgt für Ihr Wohlbefinden.

7: Essen aus Langeweile

Wenn Sie aus Langeweile essen und dies nun erkennen, so ist das bereits der halbe Weg zur »Besserung«. Nutzen Sie Ihre freie Zeit! Machen Sie einen Ausflug mit dem Fahrrad, gehen Sie spazieren, zum Joggen oder Schwimmen, fragen Sie Freunde, ob sie mitmachen. Tun Sie etwas für Ihre Fitneß, das stärkt zusätzlich Ihre Gesundheit, Ihre Vitalität und Unternehmungslust.

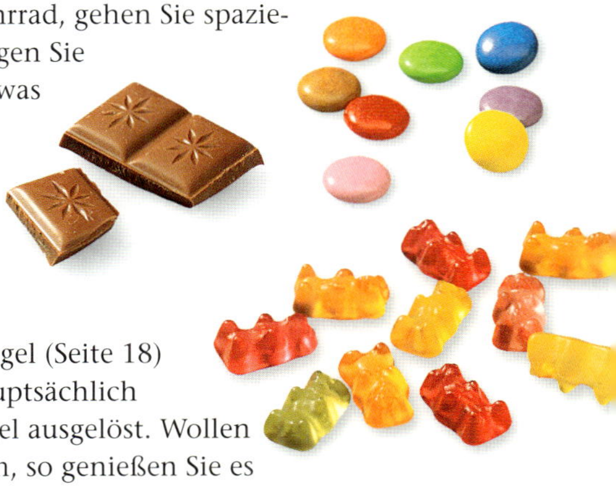

8: Süßes richtig dosieren!

Zuviel Süßes bringt den Blutzuckerspiegel (Seite 18) durcheinander. Hungergefühl wird hauptsächlich durch einen niedrigen Blutzuckerspiegel ausgelöst. Wollen Sie dennoch auf Süßes nicht verzichten, so genießen Sie es nach einer ausgewogenen Mahlzeit. Dann bekommen Sie nach Süßem nicht gleich wieder Hunger.

Süßes zum Dessert

9: »Dickmacher« Fett

Sorgfältig dosieren

Fett im Essen erscheint schnell als Fett am Körper. Fett ist kein »Sattmacher«, wie man früher immer meinte, allerdings ist es ein Aromaträger. Doch Fett *am* Essen schmeckt ebenso wie Fett *im* Essen und macht weniger dick, denn Sie benötigen weniger! Also lieber ein paar Pellkartoffeln mit geschmolzener Butter als Pommes frites voll triefendem Fett. Im Rezeptteil (ab Seite 45) finden Sie gesunde, schlankmachende Rezepte. Sie zeigen Ihnen, wie Sie nicht völlig auf Fett verzichten müssen und dank anderer frischer Zutaten wie Gemüse und Kräuter dennoch erfolgreich und mit sehr viel Genuß und Gaumenfreude abnehmen können.

Was spricht gegen Snacks?

Designer-Food

Schnellimbiß-Restaurants, Würstchenbuden und Kioske gibt es immer mehr. Denn ob Currywurst oder Pizza: Fast-Food und Snacks sind nicht nur bei Jugendlichen äußerst beliebt. Auch all jenen, die nicht die Zeit haben oder sich nicht die Zeit nehmen, eine richtige Mahlzeit zu essen, dienen sie nicht selten als verlockende »schnelle« Alternative. Überall werden sie angeboten – überall lauern sie buchstäblich als »Dickmacherfalle«. Denn von Gerichten, die ihren Geschmack auf Anhieb preisgeben, zum Beispiel zu stark gewürzte Fertiggerichte, Fast-Food-Burger, Currywurst, stark Gesalzenes wie Pommes frites oder umgekehrt sehr Süßes, essen wir automatisch zuviel. Kauen Sie jedoch einen Schokoriegel oder einen Hamburger gründlich, so werden Sie feststellen, daß diese dabei zunehmend fader schmecken. Derartige Snacks, auch »Designer-Food« genannt, wurden buchstäblich am Reißbrett entworfen, mit dem Ziel, die natürlichen Sättigungsreflexe auszuschalten, so daß man automatisch nach »mehr« verlangt. Darauf sollten Sie ab heute nicht mehr hereinfallen. Die Gerichte der Säure-Basen-Diät ermöglichen es Ihnen, wieder Ihren natürlichen Sättigungsreflex wahrzunehmen und sich dadurch besser zu ernähren.

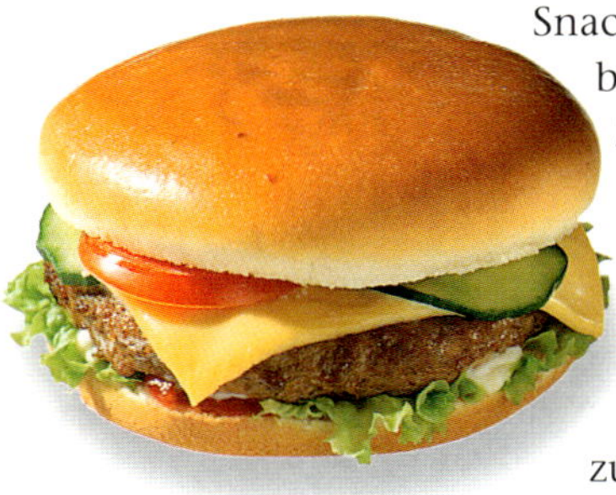

Worauf beruht die Säure-Basen-Diät?

Die heutige Ernährung bietet oft zu wenig Vitamine, Mineral- und andere Vitalstoffe, so daß der Körper einen Mangel signalisiert. Dieses Mangelsignal mißverstehen wir aber allzuoft als Hunger, weswegen wir dann größere Mengen unserer üblichen, meist zu einseitigen Kost zu uns nehmen. Dadurch wird der Mangel jedoch nicht behoben, sondern lediglich der nun gegebene Energieüberschuß in Fettgewebe umgesetzt, das unseren Körper belastet und zu Übergewicht führt. Die Säure-Basen-Diät nun beruht auf einer Ernährung, die Ihren Körper absolut ausgewogen mit allen Vitalstoffen versorgt und gleichzeitig das feine Gleichgewicht von Säuren und Basen im Stoffwechsel wieder herstellt. Damit beseitigt sie eine Fehlernährung, und Sie können Ihr individuelles Wohlfühlgewicht erreichen.

Mangelsignale des Körpers

Wohlfühlgewicht

Essen und »Eßtechnik« bei der Säure-Basen-Diät

Bei der Säure-Basen-Diät werden die Gerichte sehr ausgewogen zusammengestellt. Sie enthalten alle notwendigen und wichtigen Nährstoffe und laden Sie also dazu ein, das Essen wirklich »auszuschmecken«, also zu genießen. Zudem wird hierbei auch großer Wert auf die »Eßtechnik« gelegt, damit sich Ihr Sättigungsgefühl früher einstellt, als dies bei »normaler« Ernährung der Fall ist.

Jeden Bissen »ausschmecken«

Der Sättigungsreflex

Über Ihren ganz individuellen Energiebedarf, der von Tag zu Tag schwankt, gibt nur Ihr Sättigungsreflex Auskunft.

► Der Sättigungsreflex, bei vielen heute verschüttet, kann sich erst etwa einer Viertelstunde nach den ersten Bissen einstellen. Je länger Sie in dieser Zeit jeden Bissen genießen, um so weniger haben Sie gegessen, und um so leichter nehmen Sie ab!

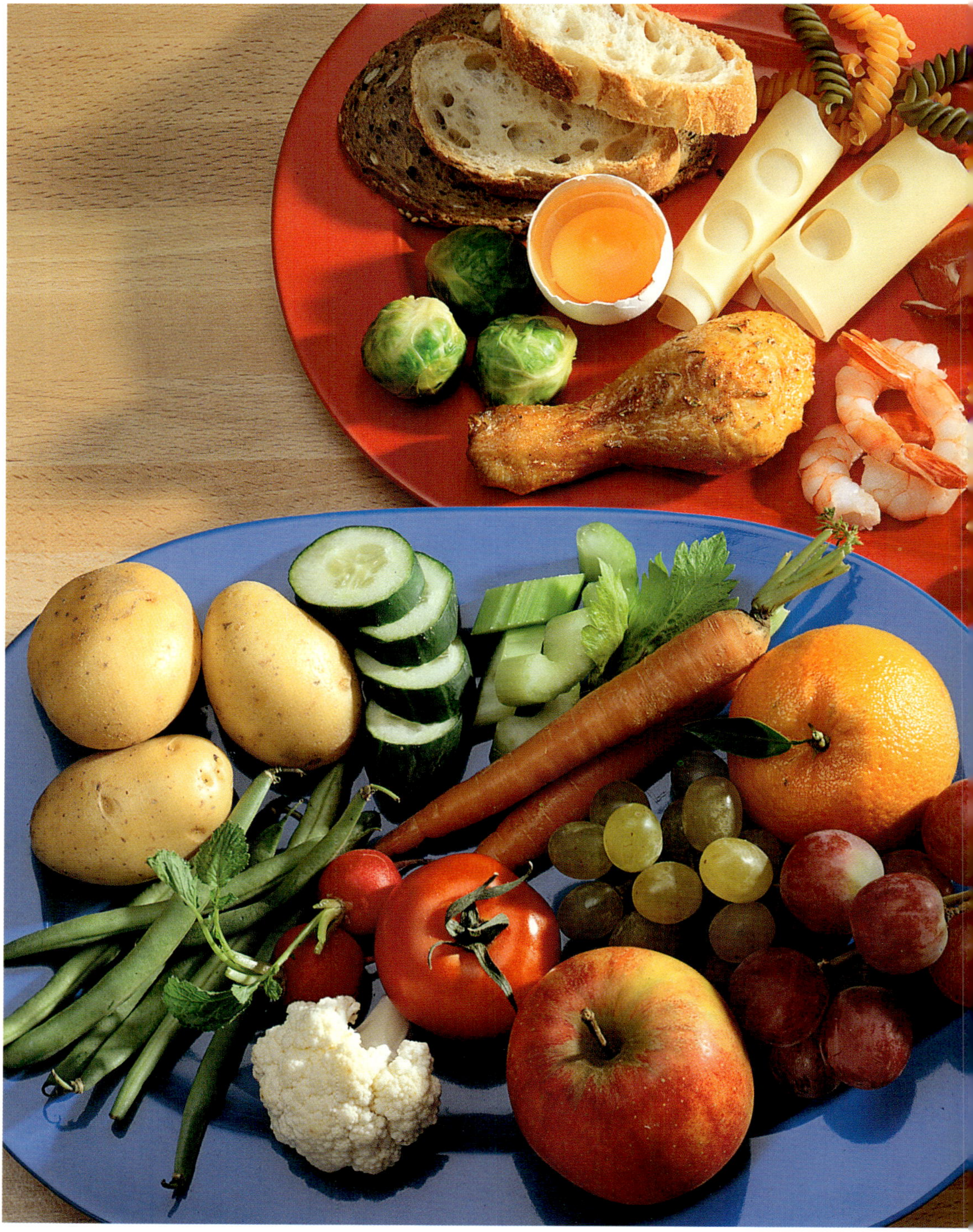

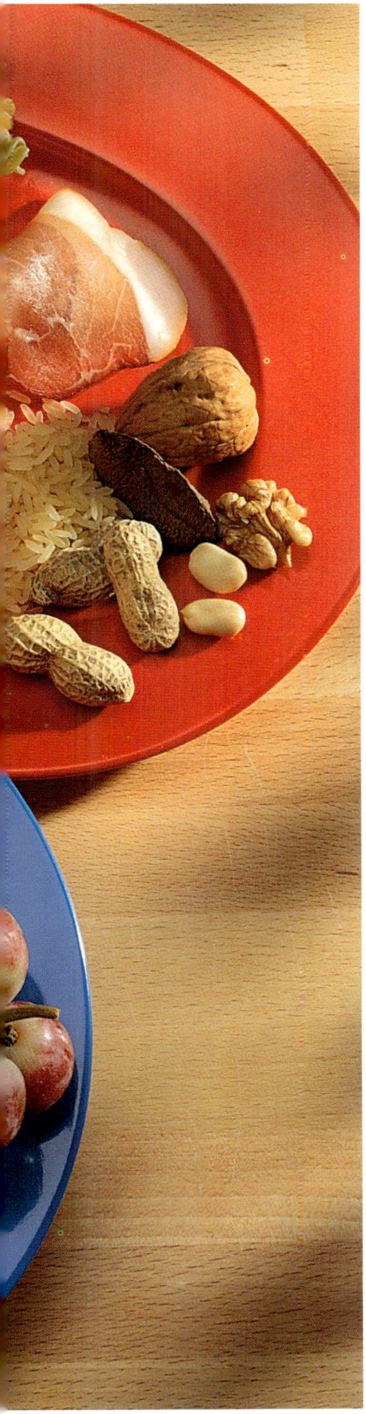

Die Säure-Basen-Balance

Für unsere Gesundheit und unser Wohlbefinden spielen die Säuren und Basen in unserem Körper eine bedeutende Rolle. Um so wichtiger, daß sie zueinander in einem ausgewogenen Verhältnis stehen. Jeder kann diese Balance selbst herstellen: sowohl durch eine ausgewogene Ernährung wie auch durch das richtige Eßverhalten.

Der Säure-Basen-Haushalt

Optimale Körperfunktionen

Säuren und Basen gelangen mit der Nahrung in unseren Körper. Für den Stoffwechsel ist es sehr wichtig, daß diese in einem ausgewogenen Verhältnis zueinander stehen, da die chemischen Prozesse des Stoffwechsels nur bei einem exakt festgelegten Säuregrad (pH-Wert) optimal ablaufen. Dies ist für unser Wohlbefinden und unsere Leistungsfähigkeit von größter Bedeutung.

Was sind Säuren und Basen?

Chemische Verbindungen

Säuren sind chemische Verbindungen, die ein positiv geladenes, abspaltbares Wasserstoff-Ion (H^+) enthalten. Basen dagegen sind Verbindungen, die ein negativ geladenes Teilchen, das aus einem Sauerstoff- und einem Wasserstoff-Ion (OH^-) besteht, abspalten können. Treffen ein H^+-Ion und ein OH^--Ion aufeinander, so entsteht das neutrale Wasser (H_2O). Im menschlichen Körper jedoch fallen chemische Verbindungen mit H^+ und OH^--Ionen ständig auseinander, Wasser also in H^+- und OH^--Ionen. Solange gleich viele H^+- und OH^--Ionen in einer Körperflüssigkeit vorhanden sind, so ist diese neutral, überwiegen die H^+-Ionen, ist sie sauer, überwiegen hingegen die OH^--Ionen, ist sie basisch.

Säuren – Basen – Salze

Starke Säuren – schwache Säuren

Treffen eine Säure und eine Base aufeinander, so entsteht ein Salz. Vermischen sich beispielsweise Salzsäure (HCl) und Natronlauge ($NaOH$), so entstehen Kochsalz ($NaCl$) und Wasser (H_2O). Salze einer schwächeren Säure können durch stärkere Säuren gelöst werden: Mit Essigsäure kann man Kesselstein auflösen – eine alltägliche Erfahrung beim Putzen. Umgekehrt binden manche Salze wiederum H^+-Ionen an sich, und so verringert sich bei Säuren durch die Zugabe von Salzen die Konzentration der H^+-Ionen, diese Säuren werden dadurch also »schwächer«.

Der pH-Wert

Saurer und basischer Bereich

Die Menge an H^+-Ionen, die in einer Lösung vorhanden sind, bestimmt deren pH-Wert. Hat nun eine Lösung beispielsweise einen pH-Wert von 7, wie etwa Wasser, so bedeutet dies, daß sie »neutral« ist. Werte von 0 bis 7 kennzeichnen den sogenannten »sauren Bereich« einer Lösung, Werte von 7 bis 14 den »basischen Bereich«. Es gibt also saure, neutrale und basische Lösungen und entsprechend einen sauren, neutralen und basischen pH-Wert.

Die Bedeutung des pH-Werts

Mit speziellen pH-Papieren können Sie den Säuregehalt Ihres Urins messen.

Die pH-Werte in den verschiedenen Flüssigkeiten und Geweben unseres Körpers sind nicht alle gleich hoch. Im Blut liegt er zwischen 7,36 und 7,44 – er ist also leicht basisch. An den Kommazahlen können Sie erkennen, daß der Normbereich dieses pH-Werts nur sehr geringe Schwankungen zuläßt. Im Magen wird eine äußerst starke Säure gebildet, nämlich die Salzsäure, mit einem pH-Wert von 1, wohingegen die Verdauungsdrüsen des Dünndarms basische Lösungen bilden. Anders als im Blut darf der pH-Wert in den Geweben, beispielsweise im Bindegewebe, größeren Schwankungen unterworfen sein. Bei den Organen nun wiederum gilt: Je spezialisierter ein Organ ist, um so wichtiger ist es, daß der pH-Wert konstant in seinem Normbereich liegt. Weicht er stark von diesem ab oder ist er großen Schwankungen ausgesetzt, so beeinträchtigt dies den Ablauf jener chemischen Reaktionen, für die das jeweilige Organ in unserem Körper zuständig ist.

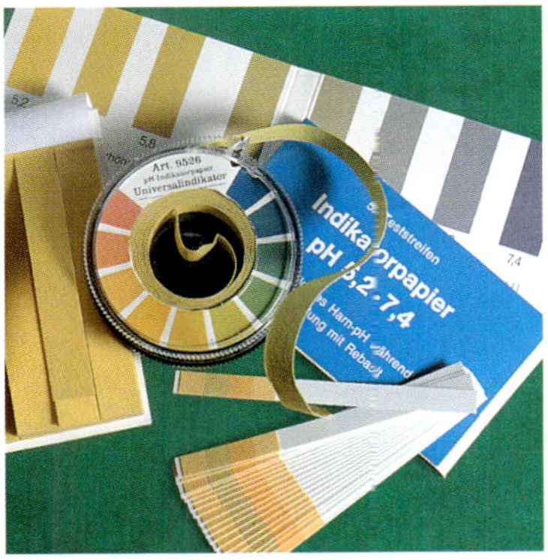

Wie wird der richtige pH-Wert eingestellt?

Säuren und Basen bereitstellen

Die Organe oder Zellverbände unseres Körpers können zwar den für sie spezifischen pH-Wert herstellen, das Material hierfür muß ihnen jedoch zur Verfügung gestellt werden. Das heißt, sie selbst sind nicht in der Lage, nach Belieben Säuren oder Basen zu produzieren, sondern sie müssen mit diesen versorgt werden.

Unser Körper braucht Basen

- Unser Körper bildet zwar aus vorgegebenem Material Basen, produziert sie jedoch nicht »aus sich selbst heraus«.
- Säuren dagegen werden vom Körper selbst produziert, denn sie sind ein Reaktionsprodukt der Verbrennungsvorgänge im Stoffwechsel. Zusätzlich enstehen Säuren immer dann, wenn man zuviel oder zu hastig gegessen hat, weil dadurch Vergärungsprozesse im Magen-Darm-Trakt ausgelöst werden.

■ Unser Körper hat also stets große Säurenmengen und relativ kleine Basenmengen zur Verfügung. Trotz dieses hohen Säuren- und geringfügigen Basenangebots muß er jedoch beispielsweise im Blut einen basischen pH-Wert herstellen beziehungsweise aufrechterhalten.

Verstärkte Säurebildung

Streßsituationen und Sport

Bei gesteigertem Stoffwechsel, das heißt also auch bei erhöhter Energiebereitstellung durch den Körper – beispielsweise in Streßsituationen oder beim Sport – fallen vermehrt Säuren an.
Sport eignet sich jedoch durchaus, den Säure-Basen-Haushalt positiv zu beeinflussen. Wenn Sie die richtige Sportart wählen (Seite 79) beziehungsweise langsam trainieren, atmen Sie beim Sport automatisch vertieft, wobei unter anderem verstärkt Säuren aus Ihrem Körper ausgeleitet werden. In Streßsituationen hingegen ist der Stoffwechsel angepeitscht und produziert vermehrt Säuren: Streß verschlechtert also Ihre Säure-Basen-Bilanz.

Muskelkater

Der Muskelkater ist ein gutes Beispiel dafür, wie sich falsch betriebener Sport nachteilig auf Ihren Säure-Basen-Haushalt auswirkt.
Sie beschließen, endlich mit dem Joggen anzufangen und nehmen sich vor, eine bestimmte Strecke in einer bestimmten Zeit zu laufen.

Übersäuerung der Muskulatur

Ihre Muskeln brauchen nun vermehrt Energie, um dieser erhöhten Anforderung zu genügen: Ihr Körper muß mehr Zucker verbrennen und braucht hierfür mehr Sauerstoff als gewohnt (Seite 31). Sie atmen also tiefer, aber irgendwann kommt das Sauerstoffangebot mit dem Sauerstoffbedarf nicht nach. Der Verbrennungsprozeß kann unter diesem relativen Sauerstoffmangel nicht bis zu Ende durchgeführt werden, sondern wird abgebrochen, und zwar bei der Bildung von Säuren, unter anderem der Milchsäure. Diese lagert sich nun in den Muskeln ab. Woran Sie das merken? Am Muskelkater! Die Schmerzen sind Folge der Übersäuerung Ihrer Muskulatur.

Milchsäure

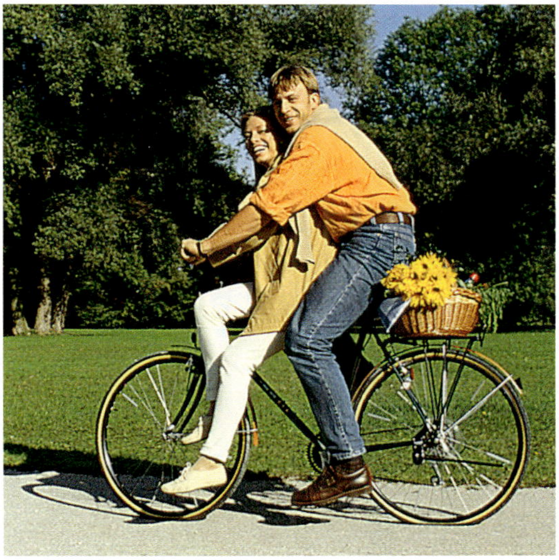

Muskelkater nach dem Sport weist auf Säureüberschuß hin.

Säuredepots und Säureventile

Wir sehen nun, daß unser Körper im Grunde pausenlos zur Übersäuerung neigt. Dagegen nun schützt er sich allerdings selbst, und zwar mittels sogenannter »Säuredepots« und »Säureventile«, wozu ihm Gewebe und Organe dienen.

Bindegewebe als Säuredepot

Bindegewebe, also das Gewebe zwischen den einzelnen Organen und Organzellen, hat nicht nur die Funktion eines Stützgewebes, sondern auch die eines Depots. Im Bindegewebe sind größere pH-Schwankungen möglich, hier werden störende Säuren abgelagert.

Schwankungen des pH-Werts

Säureventil Lunge

Säuren ausatmen

Kohlensäure zum Beispiel wird abgeatmet, und zwar über das Kohlendioxid. Das zurückbleibende Wasser steht dem Körper als Flüssigkeit zur Verfügung und wird dann größtenteils über die Niere ausgeschieden. In geringen Mengen geschieht dies jedoch auch beim Ausatmen, nämlich als Feuchtigkeit in der Atemluft. Je tiefer unsere Atmung, um so höher ist also die Säurenmenge, die unseren Körper mit der Atemluft verläßt.

Säureventil Niere

Säuren und Salze

Die Niere kann ihren Säurenausstoß dem Blut-pH-Wert anpassen. Allerdings kann sie nur in geringem Maße Säuren direkt ausscheiden. Den größten Teil an Säure stößt sie über das Ausscheiden von Salzen ab. Außerdem kann die Niere basisch wirkende Salze, wie das Bikarbonat, zurückhalten.

Säureventil Haut und Schleimhäute

Über die Haut, die sogenannte dritte Niere, werden ebenfalls Säuren ausgeschieden, die dann den wichtigen Säureschutzmantel der Haut bilden. Ist die Säurenausscheidung allerdings zu hoch, dann wird die Haut gereizt, besonders dort, wo sie empfindlich oder belastet ist. Dort können bei zu viel Säuren im Körper Ekzeme entstehen. Durch eine Anregung der Hautfunktionen wie Bürstenmassage oder ein Saunabad (siehe hierzu Seite 85) können Sie die Säurenausscheidung über die Haut anregen. Genauso können auch über die Schleimhäute überschüssige Säuren abgegeben werden.

Säureventil Darm

Gelangen zu viele Säuren über die Nahrung in Ihren Körper, so können diese über den Verdauungskanal wieder nach außen abgegeben werden – Ihr Körper verweigert sozusagen deren Aufnahme.

Durchfall und Erbrechen

Unreifes Obst zum Beispiel schickt Ihr Darm oft »unbearbeitet« zum Ausgang: Durchfall ist die Folge. Vor allem Kinder verfügen noch über einen anderen säureausleitenden Mechanismus: das Erbrechen. Ißt Ihr Kind zu viel säurehaltige oder -bildende Kost, erbricht es – der Magen, der selbst reichlich Säure enthält, entlastet sich derart von einem zusätzlichen Säureschub.

Säure-Basen-Reaktionen im Körper

Verfolgen Sie einmal den Weg, den die Basen in Ihrem Körper nehmen. Gelangt Nahrung in den Magen, so werden dort große Mengen an Magensäure für die Verdauung gebildet. Hierbei entstehen entsprechend große Mengen an Basen, die jetzt ins Blut gelangen und über die Blutbahn ihren Weg durch den Körper, hin zu den Organen, nehmen. Hierbei durchströmen sie die übrigen Gewebe Ihres Körpers, wo sie jene Säuren neutralisieren, die Ihr Körper dort deponiert hat (Seite 29).

Basen neutralisieren Säuren

- Wenn Sie nun ständig lediglich kleine Häppchen essen, oder zwei statt drei große Mahlzeiten pro Tag (Seite 19), ist die Basenmenge, die gemeinsam mit der Magensäurebildung entsteht, stets so gering, daß sie bereits auf ihrem Weg zum Gewebe restlos aufgebraucht wird. Dann können aber die Säuren, die dort gelagert sind, praktisch nicht mehr neutralisiert werden, typische »Säurekrankheiten« (Seite 42) können die Folge sein.
- Haben Sie umgekehrt zuviel gegessen, überfordern Sie Ihre Verdauungsdrüsen: Die Nahrung gelangt teilweise unverdaut in die unteren Darmabschnitte. Dort wird sie vergoren, wobei reichlich Gärungssäuren entstehen, die dann wieder ins Blut gelangen.

Gärungssäuren

■ Für Ihren Säure-Basen-Haushalt ist es also wichtig, daß Sie drei »richtige« Mahlzeiten pro Tag – hierbei jedoch nicht zuviel, also nicht »über den Hunger« – essen.

Nahrungsbausteine unter der Säure-Basen-Lupe

Eiweiße, Mineralstoffe und Kohlenhydrate sind wichtige Nahrungsbausteine, sowohl was ihre Quantität, als auch ihre Bedeutung für den Säure-Basen-Haushalt betrifft.

Eiweiß, Mineralstoffe, Kohlenhydrate

- Eiweiße verhalten sich zwar in Lösung wie Basen, nach ihrer Verdauung bleiben allerdings Säuren zurück, die schwer abbaubar sind. Eiweiße gelten daher als säurebildend.
- Mineralstoffe sind sowohl sauer wie basisch (Seite 32).
- Kohlenhydrate sind aus Zucker aufgebaut, die der Körper zur Gewinnung von Energie für den Stoffwechsel, die Wärmeerzeugung sowie für alle Muskelaktivitäten braucht.

Für die Verbrennung des Zuckers benötigt der Körper – wie bei

Zucker wird zu Energie verbrannt

einem richtigen Feuer – Sauerstoff. Steht ihm dieser allerdings nicht ausreichend zur Verfügung, wird zwar dennoch Energie an den Körper abgegeben, die Verbrennung selbst wird jedoch nicht abgeschlossen. Zurück bleiben Säuren, etwa die Milchsäure, die, in den Muskeln abgelagert, den bekannten Muskelkater (Seite 28) verursacht.

Säure-Basen-Kategorien

Bei den Lebensmitteln werden im Hinblick auf den Säure-Basen-Haushalt vier Gruppen unterschieden:

- säurehaltige
- säurebildende
- basische
- neutrale

▶ Für die Wirkung von Lebensmitteln im Körper ist nicht deren Geschmack ausschlaggebend! Zitronen zum Beispiel sind im Endeffekt basische Nahrungsmittel.

Was wirkt basisch, was sauer?

Die Bewertung der Lebensmittel in der Säure-Basen-Diät richtet sich nach dem Verhalten der Nahrungsmittel im Körper, wenn sie verdaut und verstoffwechselt sind. Wichtig hierbei ist vor allem, wie flüchtig die in ihnen enthaltenen Säuren sind. Eine leicht flüchtige Säure wie die Kohlensäure wird schnell abgeatmet. Zitronen und zum Teil auch andere saure Nahrungsmittel enthalten ebenfalls leicht flüchtige Säuren, die schnell verstoffwechselt werden und den Körper rasch wieder verlassen.

Zitronen sind keine Säurebildner.

Sauer wirken beispielsweise die Mineralstoffe Schwefel, Chlor und Phosphor, basisch wiederum die Mineralstoffe Magnesium, Kalzium, Kalium. Schwefel- und Phosphorsäuren sind oft starke Säuren, die somit auch schwer auszuscheiden sind. Milch- und Essigsäuren sind mittelstarke Säuren. Werden sie verstoffwechselt, dann bleiben trotz ihrer anfänglich sauren Wirkung nach diesem Prozeß noch Basen im Körper zurück.

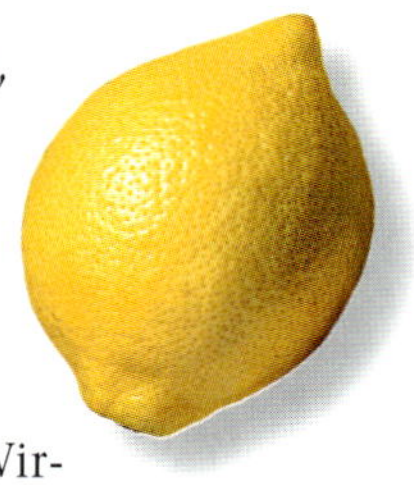

Wichtig: der Stoffwechsel

Essen und Trinken in der Säure-Basen-Balance

Säuren produziert unser Körper selbst – Basen hingegen müssen wir ihm zuführen. Deshalb schon bei der Nahrungsauswahl ganz auf saure Lebensmittel zu verzichten, ist jedoch vor allem unter dem Gesichtspunkt einer ausgewogenen, abwechslungreichen Ernährung nicht vertretbar. Um so wichtiger ist es allerdings, die Auswahl der Lebensmittel sorgfältig und bewußt zu treffen.

Lebensmittel bewußt wählen

Was dürfen Sie essen und trinken?

Bei einer Säure-Basen-Diät müssen Sie drei Dinge beachten:

Faustregel

1 Als Faustregel gilt: Je mehr Eiweiß ein Lebensmittel enthält, desto mehr Säure bildet es. Daher wirken Fleisch, Fisch, Käse, Hülsenfrüchte, Getreide und die meisten Nußarten sauer.

2 Grundsätzlich wichtig ist die Wirkung der Nahrungsmittel nach ihrer Verstoffwechselung. Einschränkend gilt allerdings, daß säurehaltige Lebensmittel, die eine basische Wirkung haben, wie etwa Zitronen, dennoch sehr sorgfältig ausgewählt werden müssen. Die Säuren reizen die Darmschleimhaut, die dadurch durchlässiger wird. So gelangen Nahrungsbestandteile ins Blut, die üblicherweise nicht dorthin gelangen. Verzichten Sie deshalb zu Beginn der Säure-Basen-Diät, wenn Ihr Stoffwechsel noch nicht regeneriert ist, oder wenn Sie an sogenannten »Säurekrankheiten« (Seite 42) leiden, auch auf säurehaltige Lebensmittel (Seite 34).

3 Und schließlich: Sie dürfen auf saure Lebensmittel nicht vollständig verzichten, sie sind wegen ihres Eiweißgehalts lebensnotwendig! Ein Anteil von etwa 20 Prozent Säurebildnern ist daher wünschenswert. Genaue Zahlen lassen sich aber nicht angeben, weil auch ein an sich basenbildendes Lebensmittel, falsch konserviert oder zu schnell gegessen, im Körper Säuren bilden kann.

Säurebildner sind lebensnotwendig

Säurehaltige Lebensmittel

Joghurt, Kefir, Molke, Sauermilch,
Beeren, Kern- und Steinobst, unreife Früchte, Zitrusfrüchte,
Rhabarber, Tomaten, Paprika, Sauerampfer, Sauerkraut,
Fruchtsaft, Honig, Essig

Essen, um sich wohl zu fühlen

Gute Instinkte

Mehr oder weniger unbewußt ißt jeder Mensch auch, um sich wohl zu fühlen. Denn wir werden mit einem sehr guten Instinkt dafür geboren, was uns guttut und was nicht. Manchmal fehlt uns etwas, und wir versuchen, dieses Fehlende mit Essen auszugleichen. Im Winter fehlt uns beispielsweise Sonne. Dadurch produziert unser Körper verstärkt den sogenannten Botenstoff Melatonin, der letztendlich unseren Gehirnstoffwechsel verändert. Viele Menschen reagieren mit Unwohlsein und suchen dies instinktiv zu beheben: Warum essen wir im Winter so viel Süßes und gerade für uns so typisch »weihnachtlich Gewürztes«? Verspüren Sie etwa im Sommer Appetit auf Lebkuchen? Die exotischen Gewürze enthalten Gehirn-Botenstoffe, die das entstandene Ungleichgewicht ausgleichen können, wie etwa auch Schokolade, ein heißer Kakao oder eine heiße Tasse Milch mit Honig.

Gehirn-Botenstoffe ausgleichen

Hunger – ein Mangelsignal des Körpers

Wenn Sie Hunger haben, so signalisiert Ihnen Ihr Körper , daß er dringend Nährstoffe braucht. Sie essen also, sogar reichlich – und verspüren dennoch bald schon wieder ein unbestimmtes Verlangen nach »mehr«. Im Grunde sagt Ihnen Ihr Körper damit, daß er bestimmte wichtige Nährstoffe immer noch nicht erhalten hat.

Wegweiser Appetit

Der Appetit ist ein gezieltes Signal Ihres Körpers, das Ihnen sogar den Weg weisen kann, das zu essen, was seinen Mangel ausgleicht. Ein Beispiel hierfür ist die Schwangerschaft: Fast alle werdenden Mütter essen plötzlich ganz bestimmte Nahrungsmittel oder verlieren umgekehrt den Appetit auf sonst Gewohntes, und zwar weil der Körper ganz gezielt seine Bedürfnisse steuert.

Mangelsignale richtig deuten

Es ist also wichtig, daß wir die Mangelsignale unseres Körpers richtig deuten. Einseitige Ernährung, zu kleine oder zu große Mahlzeiten zum falschen Zeitpunkt (Seite 18), die schnelle Tafel Schokolade statt einer richtigen Mahlzeit (Seite 19) bringen unseren Körper zudem dazu, uns ständig falsch zu informieren. So verlernen wir, unseren Appetit beziehungsweise Hunger wirklich richtig einzuordnen.

Falsche Informationen

Nicht verläßlich: der Durst

Das Durstgefühl ist beim Menschen zu einer Art SOS-Signal »verkommen«, denn es setzt viel zu spät ein, erst dann nämlich, wenn sich das Salz-Eiweiß-Wasser-Verhältnis im Blut schon ungünstig verändert hat. Entsprechende Signale, die der Körper dennoch abgibt, deuten wir jedoch zunächst eher als Hunger statt als Durst.

Die Bedeutung der Flüssigkeit

Niere und Stoffwechsel

Säureüberschüsse werden aus unserem Körper unter anderem durch die Niere ausgeleitet. Hierfür braucht sie jedoch sehr viel Flüssigkeit. Auch unser Stoffwechsel benötigt ausreichend Flüssigkeit, um störungsfrei zu arbeiten.

Was trinken Sie tagsüber?

Flüssigkeit geht verloren

Kaffee, schwarzer Tee und Bier regen zwar die Nierentätigkeit an, doch mit jeder Tasse Kaffee, die Sie trinken, geht zusätzlich etwa eine Tasse Flüssigkeit verloren. Und Bier hemmt die Funktion eines körpereigenen Hormons, das normalerweise verhindert, daß zuviel Körperflüssigkeit über die Niere ausgeschieden wird und dadurch ein Flüssigkeitsmangel entsteht.
Wer viel Limonade oder Cola trinkt, nimmt unnötig viele Kalorien zu sich. Ein Liter Limonade enthält 105 g Zucker! Ein Liter Vollmilch wiederum bringt es auf 38 g Fett – so viele Kalorien, wie Sie in 3,5 Stunden Spazierengehen verbrennen.

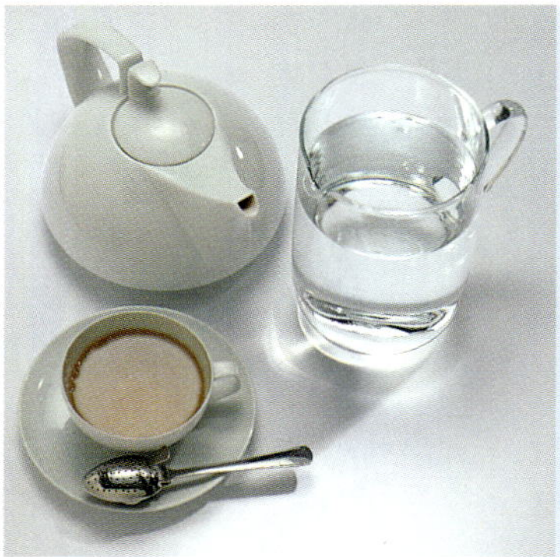

Geeignete Getränke

- Mineral- oder Heilwasser; gutes Leitungswasser.
- Basische Kräutertees (Seite 64), möglichst ungezuckert.

■ Trinken Sie drei bis fünf Liter täglich. Dies fördert Ihren Stoffwechsel sowie die Säureausscheidung über die Niere.

Viel trinken

Körpersignale und Säure-Basen-Diät

Die Säure-Basen-Diät läßt Ihren Körper viel besser steuern, was er wirklich braucht. Wenn Sie konsequent sind, verlieren Sie den Appetit auf Süßes und können den Versuchungen problemlos standhalten. Sie mögen schon bald nichts Fettes mehr, weil Ihr Körper spürt, daß ihn dies nur belastet. Heißhungeranfälle aufgrund eines außer Rand und Band geratenen Insulinspiegels (Seite 18) werden der Vergangenheit angehören.

■ Essen Sie zunächst nur sehr wenig säurebildende Lebensmittel – bevorzugen Sie basische Speisen. Bekommen Sie auf säurehaltige Nahrungsmittel mit basischer Wirkung Beschwerden, sollten Sie diese anfangs ebenfalls weglassen.

Basische Speisen bevorzugen

Säurebildner meiden!

Während der Säure-Basen-Diät sollten Sie folgende Säurebildner meiden, zumindest sehr stark einschränken:

- Kaffee, Schwarztee, Matetee
- Alkoholika, Cola-Getränke, Limonade
- Süßigkeiten, Marmelade
- Obst und Gemüse aus Konserven; durch die Konservierung gehen wichtige Mineralstoffe verloren!
- Fast Food, Snacks

Sauer – basisch? Lebensmittel im Überblick

Nachstehende Tabellen geben Ihnen einen Überblick über saure beziehungsweise basische Lebensmittel. Saure Lebensmittel sind mit (–), basische hingegen mit (+) gekennzeichnet. Die angegebenen Zahlen beziehen sich nicht auf den pH-Wert der einzelnen Lebensmittel, sondern auf eine allgemein festgelegte Säuren-Basen-Skala. Diese berücksichtigt auch die Wirkung der Lebensmittel im Körper, das heißt in welchem Maß sie dort sauer beziehungsweise basisch wirken.

Backwaren

Als Faustregel gilt: Vollkornbrot bevorzugen! Schwarzbrot, Zucker- und weißmehlreiche Backwaren sind sehr sauer!

Schwarzbrot, Graubrot	(–17,0)
Weißbrot	(–10,0)
Zwieback, weiß	(–6,5)
Schrotbrot	(–6,1)
Vollkornbrot	(–6,0)
Vollwertbrot	(–4,5)
Knäckebrot	(–3,7)
Zwieback, Vollkorn	(–2,2)
Vollkorn-Knäcke	(–0,5)

Nüsse

Als Faustregel gilt: Einige sind fast neutral – beim Abnehmen aber unbedingt Fettgehalt beachten! Nüsse sind »Ölfrüchte«!

Erdnüsse	(–12,7)
Paranüsse	(–8,8)
Walnüsse	(–8,0)
Mandeln, süß	(–0,6)
Haselnüsse	(–0,2)

Körner, Mehl, Teigwaren, Hülsenfrüchte

Als Faustregel gilt: Sorgfältig auswählen und eher sparsam damit umgehen!

Reis, geschält	(–39,1)
Roggenmehl, Auszug	(–16,4)
Graupen	(–13,7)
Reis, naturbelassen	(–12,5)
Weizengries	(–10,1)
Haferflocken	(–9,2)
Nudeln, weiß	(–5,9)
Grünkern, Suppengries	(–4,6)
Reisstärke	(–4,6)
Buchweizengrütze	(–3,7)
Weizenmehl, Auszug	(–2,6)
Nudeln, Vollkorn	(–2,0)
Nudeln, Soja	(–0,2)
Kartoffelstärke	(+2,0)
Linsen	(+6,0)
Weiße Bohnen	(+12,1)
Soja-Mehl	(+12,8)
Soja-Granulat	(+24)
Soja-Nüsse	(+26,6)
Soja Reinlecithin	(+38,0)

Fleisch, Fisch

Als Faustregel gilt: Nur als Beilage genießen! Fleisch wildlebender Tiere ist wertvoller als das von Zuchttieren.

Schweinefleisch	(–38,0)
Kalbfleisch	(–35,0)
Rindfleisch	(–34,5)
Seefisch	(–20,0)
Süßwasserfisch	(–11,8)
Putenfleisch	(–10,5)

Fette

Als Faustregel gilt: Sparsam verwenden! Butter ist naturbelassen und daher »in Maßen« empfehlenswert; Speiseöle sind unterschiedlich sauer.

Margarine	(–7,5)
Butter	(–3,9)

Milch und Milchprodukte

Als Faustregel gilt: Reichlich Milch ist günstig für den Kalziumspiegel! Käse ist im allgemeinen recht sauer.

Hartkäse	(–18,1)
Quark	(–17,3)
Sahne	(–3,9)
H-Milch	(–1,0)
Buttermilch	(+1,3)
Kuhmilch	(+4,5)

Obst

Als Faustregel gilt: Bedienen Sie sich!

Johannisbeere, rot	(+2,4)
Erdbeere	(+3,1)
Birne	(+3,2)
Kirsche, sauer	(+3,5)
Apfel, reif	(+4,1)
Kirsche, süß	(+4,4)
Ananas	(+4,6)
Datteln	(+4,7)
Mirabellen	(+4,9)
Zwetschgen	(+4,9)
Himbeeren	(+5,3)
Heidelbeeren	(+5,3)
Pflaumen, süß	(+5,8)
Johannisbeere, schwarz	(+6,1)
Pfirsich	(+6,4)
Aprikose	(+6,6)
Preiselbeere	(+7,0)
Brombeere	(+7,2)
Trauben	(+7,6)
Stachelbeere	(+7,7)
Korinthen	(+8,2)
Apfelsinen	(+9,2)
Zitronen	(+9,9)
Bananen	(+10,1)
Mandarinen	(+11,5)
Rosinen	(+15,1)
Feigen, getrocknet	(+27,5)

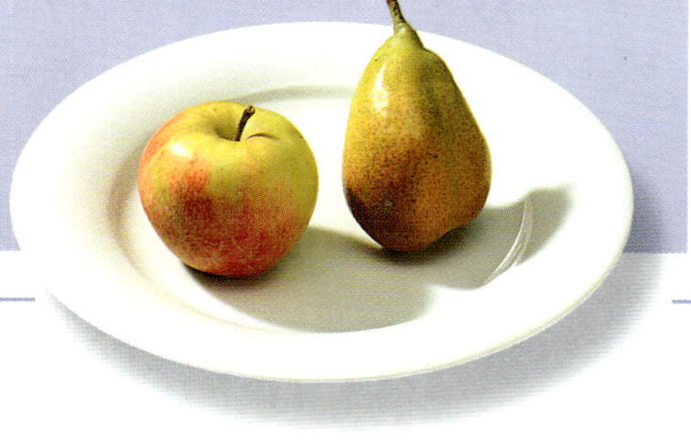

Gemüse

Als Faustregel gilt: Alle Gemüse außer Rosenkohl und Artischocken sind basisch.

Rosenkohl	(–9,9)
Artischocken	(–4,3)
Wirsing, weiß	(–0,6)
Grünkohl im März	(+0,2)
Spargel	(+1,1)
Zwiebel	(+3,0)
Blumenkohl	(+3,1)
Grünkohl im Dez.	(+4,0)
Rotkohl	(+4,3)
Wirsing, grün	(+4,5)
Feldsalat	(+4,8)
Erbsen, frisch	(+5,1)
Rhabarber	(+6,3)
Porreeknollen	(+7,2)
Brunnenkresse	(+7,7)
Schnittlauch	(+8,3)
Schnittbohnen	(+8,7)
Porreeblätter	(+11,2)
Sauerampfer	(+11,5)
Brechbohnen, grün	(+11,5)
Spinat, Ende März	(+13,1)
Sellerie	(+13,3)
Tomate	(+13,6)
Kopfsalat, Freiland	(+14,1)
Endivie, Freiland	(+14,5)
Löwenzahn	(+22,7)
Gurke, Freiland	(+31,5)

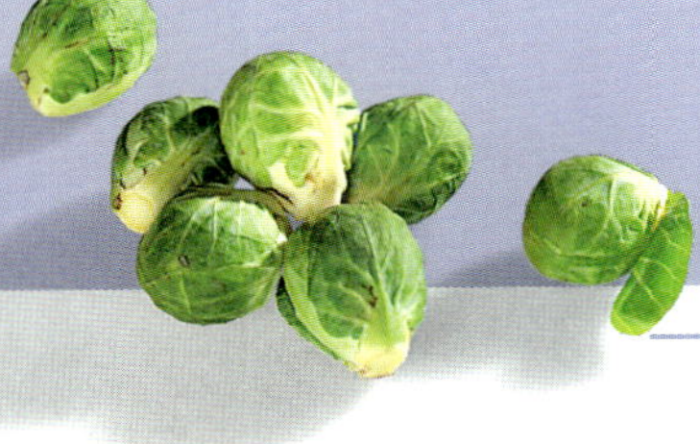

Pilze, Kartoffeln, Wurzelgemüse

Als Faustregel gilt: Bestens geeignet!

Schwarzwurzeln	(+1,5)
Rettich, weiß, im Frühjahr	(+3,1)
Kohlrübe	(+3,1)
Kartoffel, je nach Sorte	(+4 bis +8)
Steinpilze	(+4,0)
Pfifferlinge	(+4,5)
Kohlrabi	(+5,1)
Meerrettich	(+6,8)
Karotte	(+9,5)
Rote Rübe, frisch	(+11,3)
Rettich, schwarz, im Sommer	(+39,4)

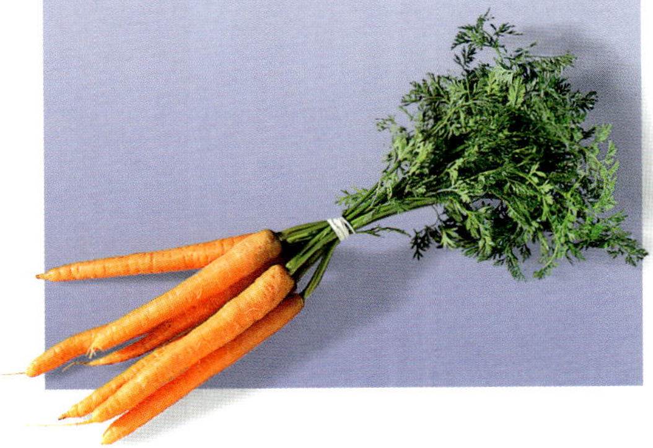

Säuren, Basen – Gesundheit und Übergewicht

Eine basenreiche Kost ist für jeden Menschen wichtig, da unser Körper darauf angewiesen ist, Basen mit der Nahrung zu erhalten. Darüber hinaus beeinflußt eine stark basenhaltige Ernährung jedoch auch viele – vor allem säurebedingte – Krankheiten (S.42) positiv. Für alle, die abnehmen wollen, verspricht eine basenorientierte Diät schließlich in zweierlei Hinsicht Erfolg: Sie nehmen gesund und dauerhaft ab!

Basenreiche Kost

Diagnostik des Säure-Basen-Haushalts

Der pH-Wert im Blut und Urin

Am genauesten läßt sich der pH-Wert im Blut mit einer sogenannten Meßelektrode messen. Im Blut wird der pH-Wert allerdings sehr gut reguliert. Organe und Gewebe können jedoch schleichend übersäuern, was mit der Meßelektrode nicht zuverlässig erfaßt werden kann. Vielfach wird empfohlen, den pH-Wert im Urin zu überprüfen. Ist er stark sauer, kann das ein Hinweis auf eine Übersäuerung des Körpers sein, eine klare diagnostische Aussage kann jedoch auch hier nicht getroffen werden.

■ Wer eine wirklich genaue Säure-Basen-Diagnostik haben möchte, sollte sich an einen Arzt wenden, der mit der Säure-Basen-Therapie vertraut ist. Nur er verfügt über ausreichend spezifische Kenntnisse und Erfahrung, um zuverlässig zu erkennen, ob und inwieweit Ihr Säure-Basen-Haushalt gestört ist.

Der Säuregriff

Bei einem zu hohen Säuregrad verändern sich Eiweiße und eiweißhaltige Lösungen aus dem flüssigen Sol- in den festeren Gelzustand. Dies führt zu Muskelverhärtungen, die zum einen schmerzen und zum anderen gut tastbar, buchstäblich greifbar sind, nämlich mit Hilfe des »Säuregriffs«:

Muskelverhärtungen

Greifen Sie vom Schlüsselbein aus über Ihre Schulter. Über dem Schlüsselbein liegt ein Muskel, den Sie gut mit den Fingern umgreifen können. Ist er hart, vielleicht sogar schmerzhaft, so ist dies ein Hinweis auf eine säurebedingte Muskelverhärtung.

Verquollenes Gewebe

Zellulitis und Muskelkater

Ein weiterer Hinweis auf übermäßig viel Säure im Gewebe sind Gewebsverquellungen. Hierzu gehören die schon erwähnte Cellulite (Seite 15), aber auch das schlaffe Doppelkinn, das etwas »volle« Gesicht. Denn um die überschüssige Säure zu verdünnen, lagert das Gewebe zusätzliche Flüssigkeit ein. Dies ist im übrigen auch die Erklärung dafür, warum Sie nach einer ungewohnt anstrengenden sportlichen Leistung zunächst zu- statt abnehmen: Die beim Sport übermäßig gebildete Milchsäure (Seite 28) wird durch zusätzlich eingelagerte Flüssigkeit verdünnt.

Fahler Teint, Haarausfall, brüchige Fingernägel

Basenreiche Ernährung hilft Haut und Haaren.

Ein weiteres Zeichen für Übersäuerung ist aber auch das Gegenteil der gequollenen Haut: der fahle, ungesunde Teint. Hier hat die Übersäuerung dazu geführt, daß der Stoffwechsel der Haut schwerer gestört ist: Die Hautelastizität läßt nach, weil sich das Bindegewebe durch zu viele Säuren verändert und nicht mehr straff bleibt. So erscheinen früher als es sein müßte die ersten Falten.

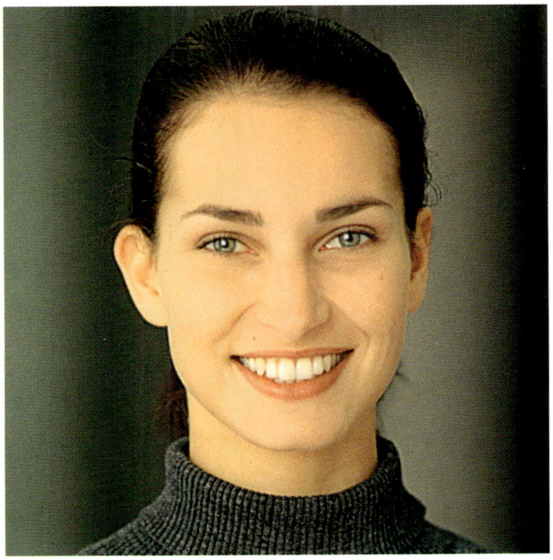

Wenn die Säuren den Stoffwechsel der Haut nachhaltig stören, dann wirkt sich das auf Dauer auch auf die Gesundheit Ihrer Haare, Finger- und Fußnägel aus. Die Folgen sind Haarausfall sowie unschöne Nägel, die Rillen bekommen, spröde sind und sehr schnell splittern oder brechen können.

»Säurekrankheiten« im Überblick

Krankheiten können säurebedingt sein oder sich durch eine Übersäuerung des Körpers verschlechtern. Leiden Sie an einer der folgende Beschwerden, so ist es wahrscheinlich, daß Ihr Körper übersäuert ist.

- Die klassische Säurekrankheit ist die Gicht, die auf einem erhöhten Harnsäurespiegel beruht. Bei Gicht sollte immer eine spezielle Diät eingehalten werden, die die Grundzüge dieser Säure-Basen-Diät berücksichtigt.

- Entzündungen der Haut, der Gelenke, Muskeln oder Sehnen, des Gewebes und der Magen-Darm-Schleimhaut.

- Rheuma, Allergien und Neurodermitis. Wissenschaftliche Studien bestätigen, daß eine basenreiche, also obst- und gemüsereiche Ernährung, die rheumatischen Beschwerden ganz beseitigt oder deutlich verringert.

- Kopfschmerzen und Migräne: Auch für Migräne bestätigt eine ganze Reihe Studien, daß eine basenreiche Ernährung die heftigen Kopfschmerzen lindern kann.

- Cellulite und Bindegewebsveränderungen werden durch Säurebelastungen mit verursacht, da sich überschüssige Säuren bevorzugt im Bindegewebe ablagern (Seite 29).

- Osteoporose (Knochenbrüchigkeit) wird durch das Freisetzen von Kalzium aus den Knochen zur Abpufferung der Säuren verschlechtert oder sogar ausgelöst.

- Arterielle Durchblutungsstörungen in den Beinen, den Herzgefäßen sowie im Gehirn.

- Erhöhte Anfälligkeit für Krankheiten der Atemwege, der Haut und der Schleimhäute, bedingt durch einen gestörten Säure-Basen-Haushalt im Gewebe.

Bitte beachten Sie

Krankheiten heilen

Lassen Sie die Beschwerden immer durch einen Arzt abklären. Sprechen Sie mit ihm über die Möglichkeiten, mit einer Säure-Basen-Diät Ihre Krankheitssymptome zu heilen. Nur er kann feststellen, ob Ihre Beschwerden durch eine Übersäuerung ausgelöst wurden oder ob andere Ursachen vorliegen.

Säure – Darm – Übergewicht

Gut eingespielte Reflexe

Die entzündliche Veränderung der Darmschleimhaut, hervorgerufen durch Übersäuerung, ist auch ein Grund, warum man bei einem gestörten Säure-Basen-Gleichgewicht zunimmt: Die natürlichen, gut eingespielten Reflexe im Darmtrakt funktionieren nicht angemessen. Zum einen spüren Sie das Sättigungsgefühl nicht, sondern eher ein unbestimmtes Unbefriedigt-Sein, das Sie erneut zum Kühlschrank schreiten läßt. Zum anderen funktioniert der sogenannte gastrokolische Reflex nicht. Dieser bewirkt normalerweise, daß sich der Dickdarm nach einer Mahlzeit zusammenzieht, so daß Sie die Toilette aufsuchen müssen. Beim Kerngesunden erfolgt auf jede Magenfüllung eine Entleerung des Darms.

Versteckte Kalorien

Bei chronisch gereizter Darmschleimhaut versagt dieser Mechanismus, Verstopfung oder auch nur ein träger Stuhlgang können die Folge sein. Der Nahrungsbrei bleibt nun zu lange im Körper und wird dort von den Darmbakterien aufgespalten, wobei Fettsäuren entstehen. Sie erhalten also bei Darmträgheit zusätzliche Kalorien, die in keiner Kalorientabelle vermerkt sind!

Bitte beachten Sie

Eine gut bilanzierte Säure-Basen-Diät bringt Ihren Verdauungskanal in Ordnung und stellt damit auch die natürlichen Sättigungsreflexe wieder her. Ein ganz wichtiger Aspekt, der üblicherweise bei kaum einer Schlankheitsdiät berücksichtigt wird, aber großen Erfolg verspricht! Ein zusätzlich eingenommenes Artischocken-Präparat bringt den Stoffwechsel besonders gut auf Touren.

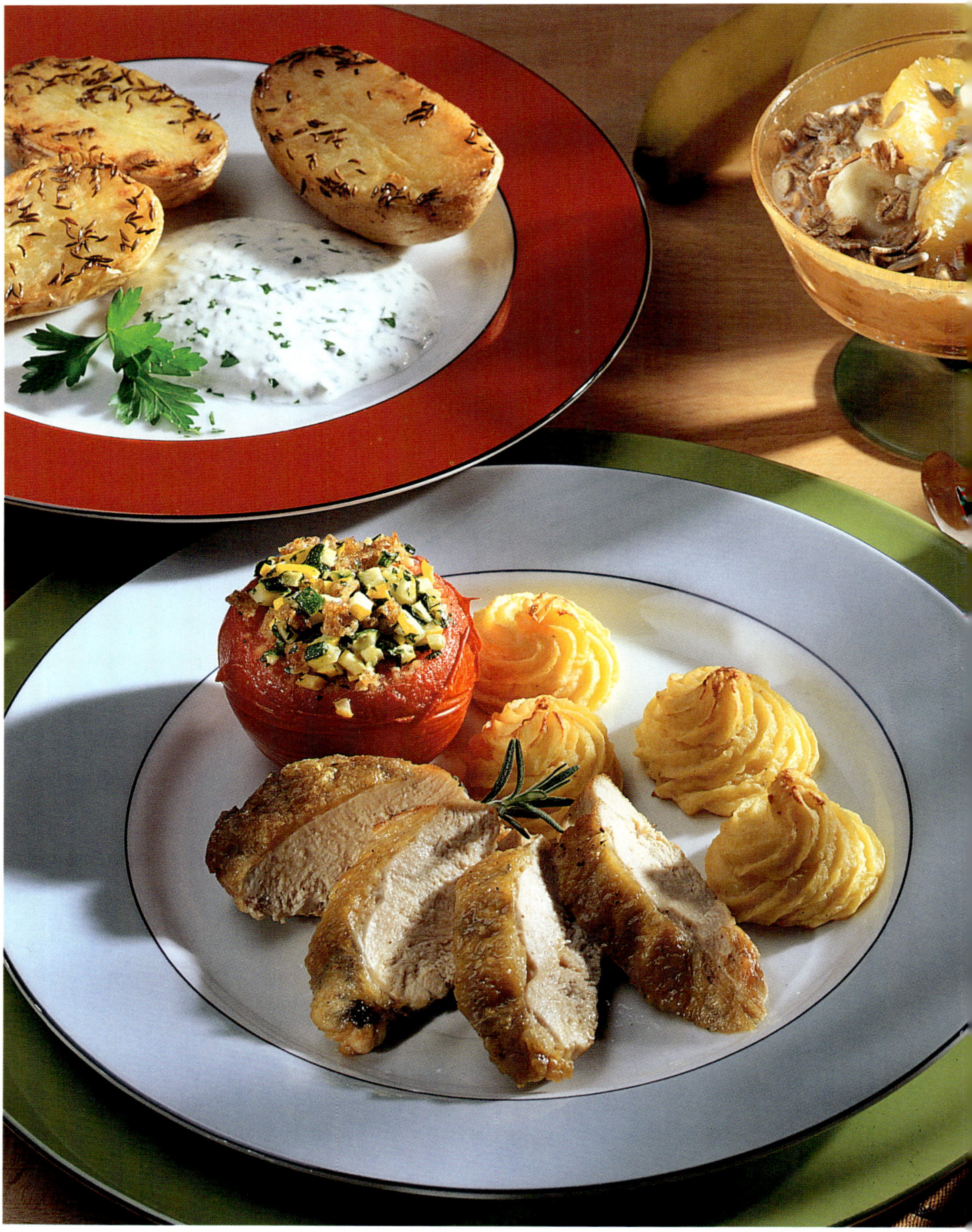

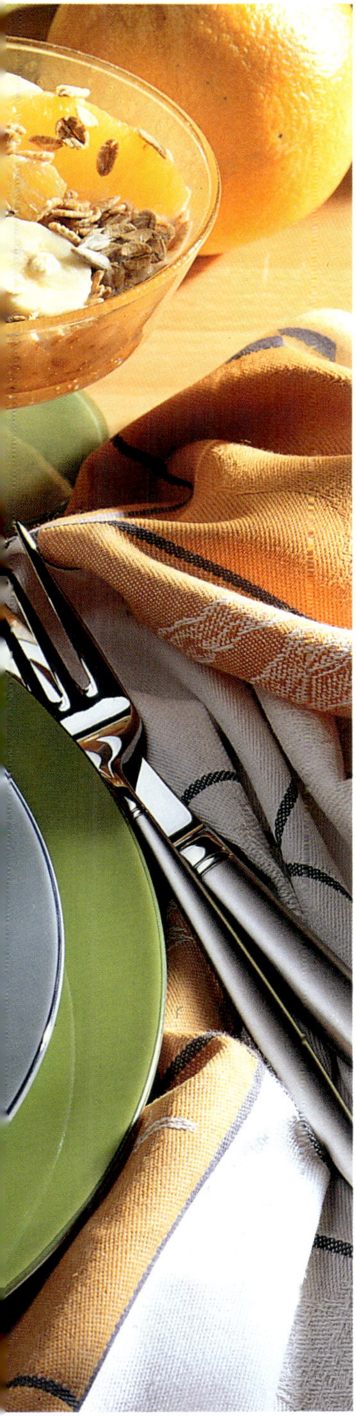

Die 14-Tage-Wohlfühldiät

Lecker speisen, das Leben genießen, sich und seinen Körper verwöhnen – dafür ist dieses Wohlfühlprogramm entwickelt worden. Die Rezepte und Anleitungen sollen Sie dazu verleiten, auch nach den zwei Wochen auf Ihre Säure-Basen-Bilanz zu achten.

Das neue Wohlfühlprogramm

Lernen Sie als erstes die Ernährungs- und Eßregeln der Säure-Basen-Diät kennen. Sie sind für den Erfolg Ihrer Diät von großer Bedeutung und fast ohne Aufwand zu realisieren.

Ernährungsregeln

- Essen Sie zum Sattwerden Nahrungsmittel aus dem basischen Bereich: reichlich Milch, Obst, Gemüse, roh oder gedünstet.
- Sind schon einige Pfunde geschmolzen, können Sie Nahrungsmittel aus dem neutralen Bereich, also Fette, dazunehmen. Fett jedoch an, nicht in das Essen!
- Sehr mageres Fleisch oder Fisch dürfen Sie als Beilage zwei- bis dreimal pro Woche genießen. Ihr Körper braucht Eiweiß! Verzichten Sie ganz auf Wurst, sie enthält zuviel Fett.
- Würzen Sie viel mit Kräutern. Sie sind basenhaltig, regen den Stoffwechsel an, und Sie können mit Salz sparen. Kochsalz bindet im Körper Wasser, das aufschwemmt.
- Trinken Sie 3 bis 5 Liter Mineralwasser oder Kräutertee pro Tag, möglichst keinen Kaffee und Schwarztee. Weniger säuernd, dennoch etwas anregend, sind Mate und grüner Tee.
- Nahrungsmittel und Getränke aus dem sauren Bereich nur in kleinen Mengen.
- Beim Abnehmen sind tabu: Süßwaren, Fertiggerichte, Fast Food, Konserven, Knabberwaren, Gebratenes, schwer verdauliches und spätes Essen.

Eßregeln

Als Faustregel gilt: »Bequemes Essen macht dick; frisch zubereitetes Essen nicht!« Gemüse, reichlich Kartoffeln, ein Klecks Soße und ein bescheidenes Stück Fleisch – das dauert etwas länger in der Zubereitung. Genießen Sie es ebenso lange!

- Kauen Sie jeden Bissen ganz bewußt, 30 bis 50mal!
- Lassen Sie sich beim Essen durch nichts ablenken! Sonst gelingt weder gründliches Kauen noch verspüren Sie Ihr Sättigungsgefühl.

- Beenden Sie die Mahlzeit, sobald Sie satt sind.
- Verteilen Sie zunächst die Nahrungsmenge auf drei große Mahlzeiten sowie zwei Zwischenmahlzeiten, die Sie mit der Zeit weglassen.
- Frühstücken Sie ausgiebig, essen Sie mittags gut, nachmittags einen kleinen Happen, abends nur »wie ein Bettler«.
- Keine Rohkost nach 16 Uhr! Ihr Darm ist jetzt nicht mehr sehr arbeitswillig, die Rohkost bleibt unbearbeitet im Darm liegen, es bilden sich Gärungssäuren und Alkohol. Sie wachen morgens frischer und ausgeruhter auf, wenn Sie abends auf Rohkost (außer Blattsalate) verzichten.
- Sind Sie müde und abgespannt oder haben Sie keine Gelegenheit, in Ruhe zu essen, dann verschieben Sie die Mahlzeit. Schonen Sie Ihren Verdauungstrakt und Ihren Stoffwechsel – entspannen Sie erstmal.

Essen und sich wohlfühlen

Gönnen Sie sich zwei Wochen, um die neue Säuren-Basen-Ernährung kennenzulernen. Die 14-Tage-Wohlfühlkur bietet Ihnen pro Tag drei Rezepte und einen Wohlfühltip, mit dem Sie noch besser entschlacken können. Figur und Fitneß werden es Ihnen danken, wenn Sie sich ganz bewußt an diese Rezepturen halten. Denn darin stecken wenig Fette und viele Vitalstoffe. Haben Sie keine Angst, daß Sie nicht satt werden. Oft gibt es eine Vorspeise oder ein Dessert als Extra. Außerdem finden Sie Vorschläge für Zwischenmahlzeiten, die wegfallen können, wenn Sie darauf keinen Appetit haben.

Wohlfühlkur auch für Berufstätige

Wenn Sie tagsüber auf Kantine, Restaurant oder auf das von daheim mitgebrachte Sandwich angewiesen sind, lassen Sie das in den Tagesplänen vorgesehene Mittagessen ausfallen. Im Kasten finden Sie Vorschläge, was Sie auch am Arbeitsplatz mittags essen können.

- Obst (Apfel, Bananen, Trauben, Nektarinen)
- Gemüse (Paprika, Cocktailtomaten, Karotten, Rettiche, Radieschen)
- Joghurt mit Früchten, Milch
- vegetarische Pizza mit wenig Käse
- Gemüsesalat
- Knäckebrot zum Beispiel mit Paprika- oder Kräutercreme (Reformhaus)

Erster Tag

Beginnen Sie heute Ihre Wohlfühldiät mit besonders leckeren Rezepten. Begrüßen Sie den Tag mit einer Guten-Morgen-Gymnastik, die Ihnen den Sprung in den Tag leicht machen.
Übrigens wird Sie die Basenbrühe, die Sie für das Abendessen brauchen, die Diät über begleiten. Sie können gleich mehr kochen und die Basenbrühe auch als kleine Zwischenmahlzeit genießen.

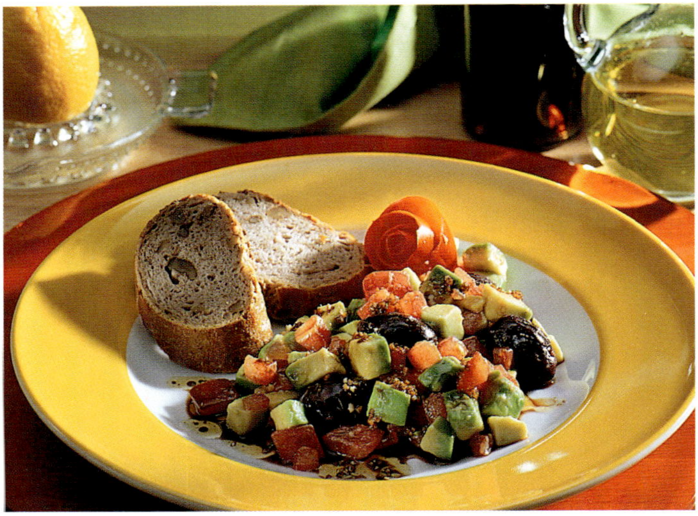

Avocado-Tomaten-Salat mit Oliven

Zum Frühstück

Hüttenkäse mit Knäckebrot

Für 2 Personen:
2 Äpfel • 1 TL Rosinen • 200 g Hüttenkäse • 2 Scheiben Knäckebrot

1 Äpfel waschen, vierteln, Kerngehäuse entfernen. Äpfel in Scheiben schneiden.
2 Rosinen mit Hüttenkäse verrühren, Äpfel zum Hüttenkäse und dem Knäckebrot essen.

Pro Portion ca. 160 kcal
17 g EW / 3 g F / 20 g KH

Zum Mittagessen

Avocado-Tomaten-Salat mit Oliven

Für 2 Personen:
3 Tomaten • 1/2 Avocado • 50 g schwarze Oliven • 2 EL Balsamico (italien. Balsamessig) • 1 EL Walnußöl • etwas Zitronensaft • 1 durchgepreßte Knoblauchzehe • Pfeffer • 2 Scheiben Walnußbaguette

1 Die Tomaten kreuzweise einschneiden, mit kochendem Wasser überbrühen, enthäuten, entkernen und in Würfel schneiden.
2 Avocado schälen, würfeln und mit den Oliven zu den Tomaten geben.
3 Aus Balsamico, Walnußöl, etwas Zitronensaft und Wasser eine Sauce rühren. Mit Knoblauch und Pfeffer abschmecken. Über den Salat gießen. Mit Walnußbaguette servieren.

Pro Portion ca. 250 kcal
6 g EW / 16 g F / 20 g KH

Zum Abendessen

Gemüsegratin mit Fischmedaillons

Für 2 Personen:
100 g Kartoffeln • 1 Fenchelknolle • 200 ml Basenbrühe (Rezept Seite 61) • 2 Frühlingszwiebeln • 150 g saure Sahne • 2 Eier • wenig Salz • Pfeffer • 200 g mageres Fischfilet (z.B. Zander, Rotbarsch, Seezunge) • Saft von 1 Zitrone

1 Kartoffeln schälen und würfeln. Fenchel in Streifen schneiden. Beides in 100 ml Basenbrühe 15 Minuten köcheln lassen.
2 Frühlingszwiebeln kleinschneiden und zugeben. Gemüse in eine feuerfeste Form füllen. Saure Sahne mit Eiern verrühren, mit wenig Salz und Pfeffer würzen. Über das Gemüse gießen und im Ofen bei 200 °C ca. 15 Minuten überbacken.
3 Fisch mit Zitronensaft marinieren. Zugedeckt in der restlichen Basenbrühe bei milder Hitze in ca. 10 Minuten garen. Zum Gratin servieren.

Pro Portion ca. 590 kcal
67 g EW / 23 g F / 31 g KH

Vorschläge für die Zwischenmahlzeiten

Vormittags:
1/2 Banane in 2 EL Magerquark zerdrücken, mit Honig abschmecken.

Nachmittags:
5 pikante Kräcker mit Tomatenmark bestreichen.

Das Wohlfühlprogramm für den ersten Tag

Guten-Morgen-Gymnastik

Beginnen Sie jeden Tag Ihrer Diät mit dieser kleinen, fünfminütigen Gymnastik, die Sie fit macht für die ersten Stunden des Tages

1 Räkeln Sie sich ausgiebig und strecken Sie sich mit Armen und Beinen. Gähnen Sie sich wach!
2 Strecken Sie die Zehen nach unten und krallen Sie die Zehen zusammen, als wollten Sie dabei nach etwas greifen. 10 mal wiederholen.
3 Strecken Sie die Zehen dann in die Höhe, so daß die Zehenspitzen ganz nach oben zeigen, die Füße aber dabei nicht vom Boden lösen. Lassen Sie die Füße wieder locker und wiederholen Sie dies ebenfalls 10 mal.
4 Legen Sie die Fußsohlen aneinander, und wippen Sie in den Knöcheln mit den beiden Füßen 10 mal nach außen.
5 Die Fußsohlen bleiben weiterhin geschlossen, dabei aber die Beine zum Körper hochziehen. Die Knie auseinanderstrecken und in den Knien 10 mal wippen.
6 Die Beine wieder ausstrecken und beide Beine anheben, möglichst gerade strecken. Zehnmal nach links und zehnmal nach rechts kreisen.
7 Nur das linke Bein anheben und 10 mal links- und rechtsherum kreisen.
8 Ebenso das rechte Bein anheben und kreisen lassen.
9 Zum Schluß beide Beine anheben und wie zum Radfahren die Beine 10 mal in der Luft kreisen.
10 Nun beide Beine wieder absetzten und lang ausstrekken, die Füße dabei nicht übereinander legen. Die Hände auf den Bauch legen und 2 Minuten tief durchatmen und entspannen.

Zweiter Tag

Entdecken Sie bei dieser Diät auch, welche Freiheiten Ihnen die Säure-Basen-Ernährung bietet: Sie können Obst und Gemüse ganz nach freier Wahl aussuchen, ohne Beschränkung. Zu den Polentanocken passen also auch gut Lauch oder Paprika. Oder probieren Sie zum Crevettencocktail statt Champignons auch gedämpften Spargel, Zuckererbsen oder kurz in einer Pfanne angedünstete Lauchzwiebeln.

Zum Frühstück

Weizenmüsli

Für 2 Personen:
6 EL Weizenflocken • 150 g Buttermilch • 1 Stück Obst nach Wahl • 2 TL Honig • gemahlener Zimt

1 Die Weizenflocken mit der Buttermilch aufgießen und 5 Minuten ziehen lassen.
2 Obst putzen und in kleine Stückchen schneiden. Mit dem Honig unter die Weizenflocken mischen. Müsli mit Zimt abschmecken.

Pro Portion ca. 100 kcal
5 g EW / 1 g F / 19 g KH

Zum Mittagessen

Polentanocken auf Estragonsauce mit Brokkoli-Möhrengemüse

Für 2 Personen:
½ l Basenbrühe (Rezept Seite 61) • wenig Salz • 100 g Polenta (Maisgrieß) • 200 g Brokkoli • 2 Möhren • 100 g Sahne • 1 Zweig Estragon • 1 TL Speisestärke • Pfeffer

1 Die Hälfte der Basenbrühe, 200 ml Wasser und etwas Salz aufkochen. Die Polenta einrühren und zugedeckt 30 Minuten bei geringer Hitze quellen lassen.
2 Brokkoli und Möhren putzen, kleinschneiden und in der restlichen Basenbrühe oder im Dampfeinsatz bißfest garen. Gemüse herausnehmen.
3 Basenbrühe, Sahne und Estragonblätter aufkochen. Speisestärke mit etwas Wasser anrühren und die Flüssigkeit damit binden. Mit Pfeffer abschmecken.
4 Das Gemüse in der Sauce schwenken. Von der Polenta Nocken abstechen und auf Tellern anrichten. Gemüse über die Nocken geben.

Pro Portion ca. 560 kcal
17 g EW / 21 g F / 76 g KH

Polentanocken auf Estragonsauce mit Brokkoli-Möhrengemüse

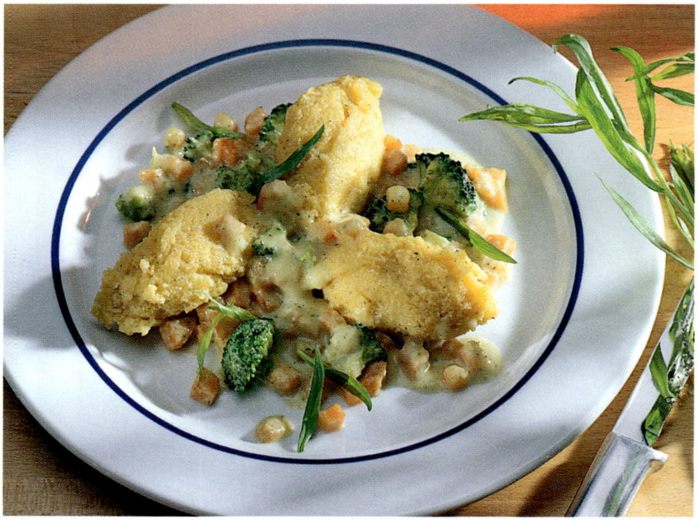

Zum Abendessen

Crevettencocktail mit Vollkornbaguette

Für 2 Personen:
2 TL Zitronensaft • Pfeffer • 2 Knoblauchzehen • 200 g Crevetten • 100 g Champignons • 4 Scheiben Vollkornbaguette

1 Zitronensaft, Pfeffer und durchgepreßten Knoblauch verrühren. Mit den Crevetten vermischen und etwas durchziehen lassen.
2 Die Champignons putzen, in feine Streifen schneiden und unter die Crevetten mischen.
3 Crevettencocktail mit Baguette servieren.

Pro Portion ca. 170 kcal
26 g EW / 2 g F / 12 g KH

Vorschläge für die Zwischenmahlzeiten

Vormittags:
1 Becher Joghurt natur mit 1 EL Getreideflocken und 1 EL Honig verrühren.

Nachmittags:
Drink aus 1 Teil Orangensaft und 1 Teil Karottentrunk.

Das Wohlfühlprogramm für den zweiten Tag

Bad für die Seele

Kommen Sie abgespannt nach Hause, lassen Sie sich ein Wohlfühlbad ein. Durch die Wärme werden die feinen Hautadern weit geöffnet, und viel Blut fließt direkt unter die Haut, die nun entschlackt. Auch die Muskulatur entspannt sich.

1 Sorgen Sie für ein warmes Badezimmer, ein rückfettendes Badeöl und einen Pflanzenextrakt, der entspannt, anregt oder leichte Beschwerden kuriert (siehe Kasten).
2 Füllen Sie die Wanne bis zur Mitte Ihres Brustkorbs mit 36 bis 38 °C warmem Wasser. Geben Sie Badeöl oder den Heilpflanzenextrakt hinzu.
3 Baden Sie bis zu 20 Minuten, wollen Sie nach dem Bad schlafen, verkürzen Sie auf 10 Minuten, weil bei längeren Bädern die Durchblutung stark angeregt wird.
4 Genießen Sie, lassen Sie sich durch nichts stören.
5 Stehen Sie langsam aus dem Bad auf und duschen Sie sich kurz kalt ab.
6 Legen Sie sich mindestens 20 Minuten warm eingepackt ins Bett, ohne sich vorher abzutrocknen. Dabei weder lesen, Radio hören noch fernsehen.

Heilpflanzen in der Badewanne

100 g des Krautes mit 2 Liter heißem Wasser aufgießen. Nach 10 Minuten durch ein Sieb ins Badewasser geben.

Badezusatz	Wirkung
Baldrian	beruhigt
Eichenrinde	hemmt Entzündungen
Fichtennadeln	regen die Hautdurchblutung an, entspannen
Kamille	fördert die Wundheilung
Melisse	beruhigt
Rosmarin	regt an
Thymian	vertieft die Atmung
Wacholder	entspannt die Muskeln

Dritter Tag

Wir haben für Sie heute ein besonders reichhaltiges Menü zusammengestellt, so richtig zum Schlemmen. Sie können es, falls Sie heute gar keine Zeit dazu haben, gegen einen anderen Tag gerne austauschen. Verlegen Sie dieses Schlemmermahl einfach auf den nächsten Sonntag. Wichtig ist nur, daß Sie sich jeden Tag etwas Besonderes gönnen: Und wenn es auch nur die Atemübung ist, die Ihnen ein inneres Wohlgefühl verschaffen kann.

Zum Frühstück

Hüttenkäse mit Himbeeren

Für 2 Personen:
100 g Hüttenkäse • 1 TL Honig • 100 g Himbeeren

1 Hüttenkäse mit Honig verrühren.
2 Himbeeren verlesen und den Hüttenkäse mit den Himbeeren bestreuen.

Pro Portion ca. 85 kcal
7 g EW / 2 g F / 9 g KH

Vollkornbrot mit Gurke

Für 2 Personen:
2 Scheiben Vollkornbrot • 2 TL Butter oder Margarine • 1/2 kleine Salatgurke • feingehackte Kräuter

1 Brote mit Butter oder Margarine bestreichen.
2 Salatgurke waschen und in Scheiben schneiden. Brote damit belegen und mit Kräutern bestreuen.

Pro Portion ca. 130 kcal
5 g EW / 5 g F / 18 g KH

Zum Mittagessen

Frischkäse-Schnittchen

Für 2 Personen:
2 kleine Scheiben Vollkornbaguette • 30 g Frischkäse • frische Kräuter

1 Vollkornbaguette mit dem Frischkäse bestreichen.
2 Kräuter waschen, trockentupfen und fein schneiden. Den Frischkäse damit bestreuen.

Pro Portion ca. 40 kcal
5 g EW / 1 g F / 3 g KH

Blattsalat mit Joghurtdressing

Für 2 Personen:
100 g Blattsalat der Saison • 150 g Biojoghurt • 1 TL Aceto balsamico (italien. Balsamessig) • feingehackte Kräuter

1 Salat putzen und in mundgerechte Stücke zupfen.
2 Joghurt mit Essig und den Kräutern verrühren und mit dem Salat vermischen.

Pro Portion ca. 70 kcal
4 g EW / 3 g F / 6 g KH

Hähnchenbrust mit Pilzsauce und Kartoffelpüree

Für 2 Personen:
2 Kartoffeln • 150 g Hähnchenbrustfilet • Curry • Paprikapulver • 50 g Champignons • 1/8 l Milch • 1 TL Speisestärke • Schnittlauchröllchen • Worcestersauce • etwas Gemüsebrühe

1 Kartoffeln in der Schale 20–25 Minuten garen.
2 Hähnchenbrust mit Curry und Paprikapulver rundherum würzen. Im vorgeheizten Ofen bei 180 °C 15–20 Minuten garen.

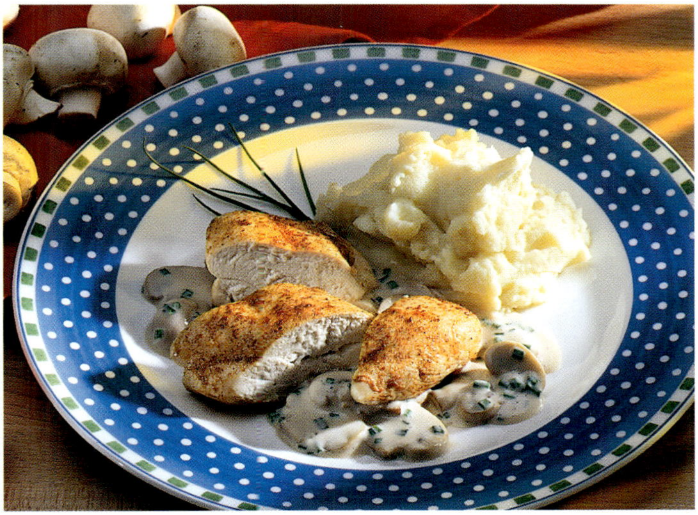

Hähnchenbrust mit Pilzsauce und Kartoffelpüree

3 Champignons putzen und in Scheiben schneiden. Von der Milch 2 EL abnehmen und mit der Speisestärke verrühren. Restliche Milch zum Kochen bringen, Speisestärke unterrühren. Champignons unterheben und 5 Minuten bei geringer Hitze köcheln lassen. Mit Schnittlauchröllchen und Worcestersauce abschmecken.
4 Kartoffeln pellen. Noch heiß pürieren oder durch die Kartoffelpresse drücken. Mit heißer Gemüsebrühe glattrühren. Zur Hähnchenbrust mit Pilzsauce servieren.

Pro Portion ca. 170 kcal
18 g EW / 2 g F / 19 g KH

Bananenschaum

Für 2 Personen:
1 Banane • 2 EL Magerquark • Mineralwasser • Minzeblätter

1 Banane schälen, pürieren.
2 Quark mit Wasser glattrühren. Bananenpüree unterheben, mit Minze garnieren.

Pro Portion ca. 40 kcal
1 g EW / 0 g F / 9 g KH

Zum Abendessen

Marinierter Schafskäse

Für 2 Personen:
125 g Schafskäse • 2 Tomaten • 1 EL Olivenöl • 1 TL Aceto balsamico (italien. Balsamessig) • Oregano • Basilikum • 2 Scheiben Baguette

1 Schafskäse und Tomaten in Scheiben schneiden. Auf Tellern anrichten.
2 Aus Öl, Essig, etwas Wasser und vielen feingehackten Kräutern ein Dressing rühren. Schafskäse und Tomaten darin durchziehen lassen. Mit Baguette servieren.

Pro Portion ca. 230 kcal
15 g EW / 14 g F / 9 g KH

Vorschläge für die Zwischenmahlzeiten

Vormittags:
1 Stück Obst

Nachmittags:
100 ml fettarmer Kefir

Das Wohlfühlprogramm für den dritten Tag

Sich frei atmen

Wenn Sie verspannt sind, stellen Sie sich aufrecht hin, atmen Sie bewußt 5 Sekunden in den Bauch ein, 5 Sekunden Atem anhalten und 5 Sekunden ausatmen. 10 mal wiederholen.

Vierter Tag – Entlastungstag

In jeder der beiden Wohlfühlwochen gibt es einen Entlastungstag, den Sie beliebig, das heißt je nach Lust und Laune, verteilen können – es muß also nicht unbedingt der vierte Tag sein. Erfahrungsgemäß ist aber der dritte oder vierte Diättag einer der schwersten. Am besten wäre es, Sie hätten am Entlastungtag frei, dann könnten Sie so richtig ausspannen!

Zum Frühstück

Pro Person 1 Stück gedämpftes Obst; dazu: Kräutertee.

Zum Mittagessen

Pro Person 400 g gedämpfte Kartoffeln mit Gemüse (z.B. Beispiel Möhren, Zucchini, Fenchel, Sellerie, Rote Beete, Spinat).

Zum Abendessen

Pro Person 4 gedämpfte Pellkartoffeln. Dazu: eine kleine Portion Quark mit frischen Kräutern.

Vorschläge für die Zwischenmahlzeiten

Vormittags:
1/2 Bund Schnittlauch sehr fein hacken, mit 2 EL Magerquark verrühren und zu Kräuterkugeln formen.

Nachmittags:
3 Bund Kräuter (Dill, Schnittlauch oder Petersilie) sehr fein hacken, in eine Mullbinde geben und auswringen. Saft eventuell mit etwas Apfelsaft verdünnen.

Das Wohlfühlprogramm für den vierten Tag

Wasser zum Entschlacken

Entdecken Sie die wohltuende Kraft des Wassers. Machen Sie zum Beispiel einen Knieguß:

1 Stellen Sie sich auf einen Rost, so daß Sie nicht im kalten Wasser stehen.
2 Schlauch oder breiten Strahl der Dusche (Duschkopf abschrauben) mit ca. 18 °C kaltem Wasser am rechten Bein vom Fußrücken aufwärts bis handbreit übers Knie gießen.
3 Auf der Innenseite des rechten Beines abwärts gießen.
4 Mit dem linken Bein gegengleich verfahren.

Ab Seite 87 sind noch weitere Güsse genau beschrieben. So können Sie auch Schenkel oder Arme mit einem Guß aktivieren und damit die Blutzirkulation und die Lymphgefäße anregen. Dabei ist generell zu beachten, daß der Körper vom Wasser weich ummantelt und nicht nur besprüht wird. Güsse dürfen nur auf warme Haut kommen und sollten auch nur in warmen Räumen stattfinden. Direkt nach dem Essen ist ein Guß abträglich.
Ihnen ist ein kalter Guß zu unangenehm? Sie können auch mit warmem Wasser beginnen und dann kurz zum kalten Wasser wechseln. Dann wiederholen. Immer mit kaltem Wasser aufhören. Schon nach kurzer Zeit erwärmt sich die Haut von innen heraus und sorgt für eine anhaltende Muskelentspannung. Nach einem Guß legen Sie sich am Entlastungstag am besten ins Bett und ruhen etwa 45 Minuten. Dann machen Sie die Atemübung vom zehnten Tag.

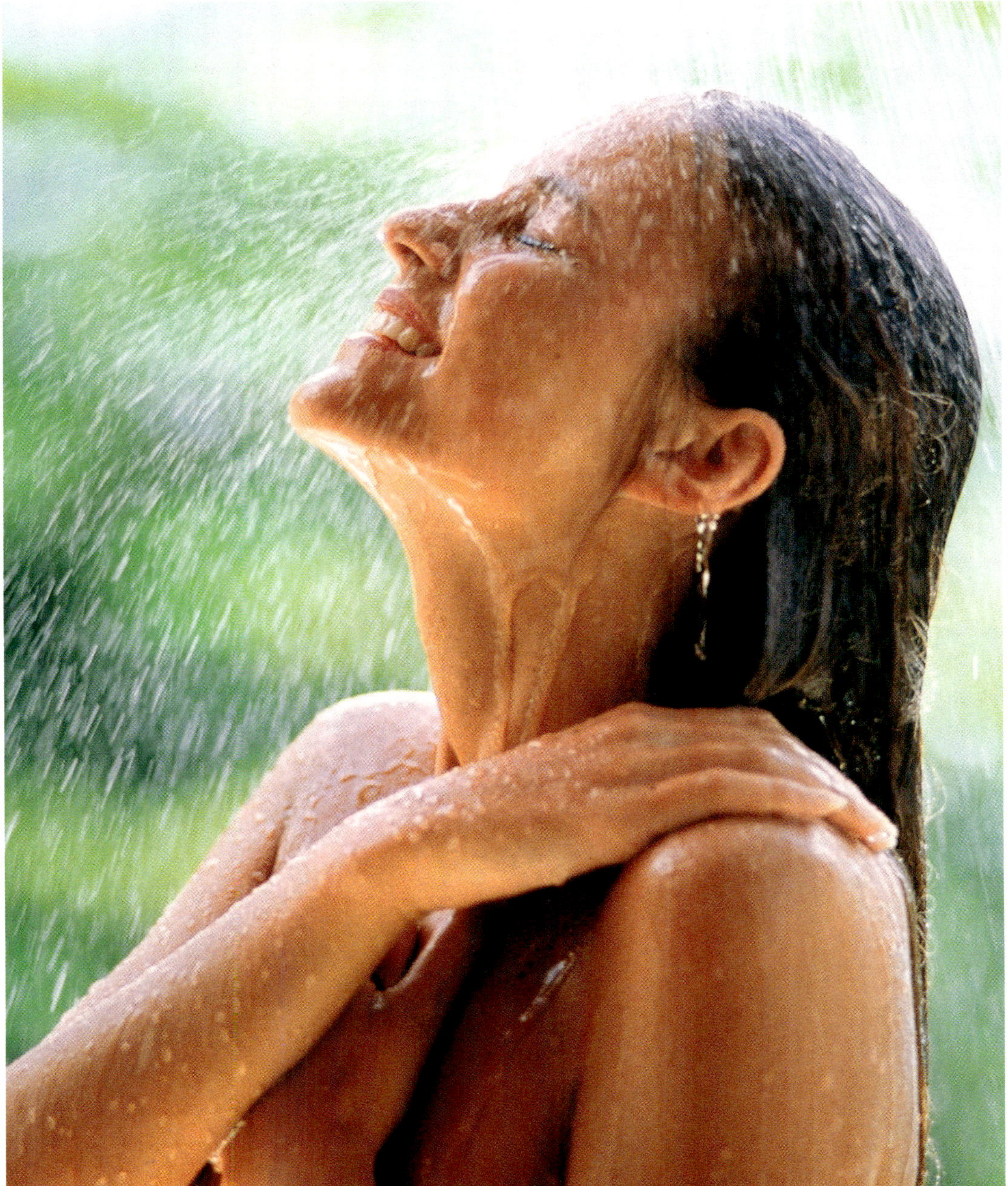

Fünfter Tag

Heute bietet die Diät etwas für Ihre Schönheit. Die Rezepte liefern eine Extra-Portion Schönheitsstoffe: Gerste, Karotte, Paprika, Kartoffeln und Pflanzenöle enthalten wichtige Vitamine, Ballaststoffe und Fettsäuren. Und das Wohlfühlprogramm bietet eine Schönheitsbehandlung, die übrigens auch Männerhaut gut tut.

Zum Frühstück

Müsli mit Gerstenflocken

Für 2 Personen:
6 EL Gerstenflocken • 150 g Biojoghurt • 1 Stück Obst nach Wahl • 2 TL Birnendicksaft

1 Flocken im Joghurt 5 Minuten ziehen lassen.
2 Obst putzen und in Stücke schneiden. Mit dem Birnendicksaft unter die Gerstenflocken rühren.

Pro Portion ca. 210 kcal
7 g EW / 3 g F / 38 g KH

Radieschenbrot

Für 2 Personen:
2 Scheiben Vollkornbrot • 2 EL saure Sahne • 8 Radieschen • frische Kräuter

1 Vollkornbrote mit saurer Sahne bestreichen.
2 Radieschen putzen und in hauchdünne Scheiben schneiden. Die Brote damit belegen und mit feingehackten Kräutern garnieren.

Pro Portion ca. 130 kcal
5 g EW / 5 g F / 18 g KH

Zum Mittagessen

Vollkorncrêpes mit Gemüse-Quark-Füllung

Für 2 Personen:
70 g Vollkornmehl • 1/4 l Milch • 2 Eier • 2 TL Olivenöl • 200 g gemischtes Gemüse (z.B. Lauch, Möhren, Paprika) • 6 EL Quark • gehackte Kräuter

1 Mehl mit Milch und Eiern zu einem glatten Teig verrühren.
2 Olivenöl in der Pfanne erhitzen und darin aus dem Teig dünne Crêpes ausbacken.
3 Gemüse putzen und fein würfeln. In wenig Wasser dünsten, kalt abschrecken

Vollkorncrêpes mit Gemüse-Quark-Füllung

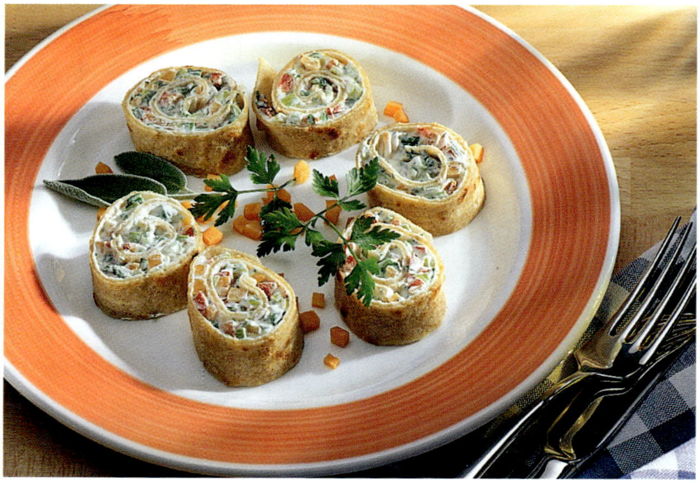

und abtropfen lassen. Quark mit etwas Wasser glattrühren, mit Kräutern würzen, unter das Gemüse mischen.
4 Crêpes mit der Gemüse-Quark-Füllung bestreichen, aufrollen und in Scheiben schneiden.

Pro Portion ca. 460 kcal
26 g EW / 18 g F / 47 g KH

Zum Abendessen

Folienkartoffel

Für 2 Personen:
2 mittelgroße Kartoffeln • frische Kräuter • 1 kleine Knoblauchzehe • 200 g fettreduzierter Frischkäse • Paprikapulver

1 Kartoffeln waschen, in Alufolie wickeln und auf ein Backblech legen. Im Backofen bei 200 °C ca. 50 Minuten garen.
2 Kräuter waschen, trockentupfen und fein hacken. Knoblauch schälen und durchpressen. Den Frischkäse mit Kräutern, Knoblauch und Paprikapulver verrühren. Zusammen mit den Folienkartoffeln servieren.

Pro Portion ca. 320 kcal
14 g EW / 18 g F / 26 g KH

Vorschläge für die Zwischenmahlzeiten

Vormittags:
50 g helle oder dunkle Weintrauben

Nachmittags:
Apfel-Möhren-Drink aus einer Möhre und einem Apfel mixen.

Das Wohlfühlprogramm für den fünften Tag

Peeling und Maske für Schönheit und Entspannung

Pflegen Sie sich schön. Das harmonisiert auch Ihr inneres Gleichgewicht:
1 Bürsten Sie Ihren Körper mit einem Luffahandschuh, dabei immer zum Herzen hin bürsten.
2 Tragen Sie eine Peelingmasse (Parfümerie) auf. Das Gesicht braucht spezielle Peelingcremes.
3 Nach einigen Minuten das Peeling einfach unter der Dusche abspülen.
4 Eine reichhaltige Körpermilch oder eine Creme in die Haut einmassieren.
5 Das Gesicht können Sie mit einer für Ihren Hauttyp

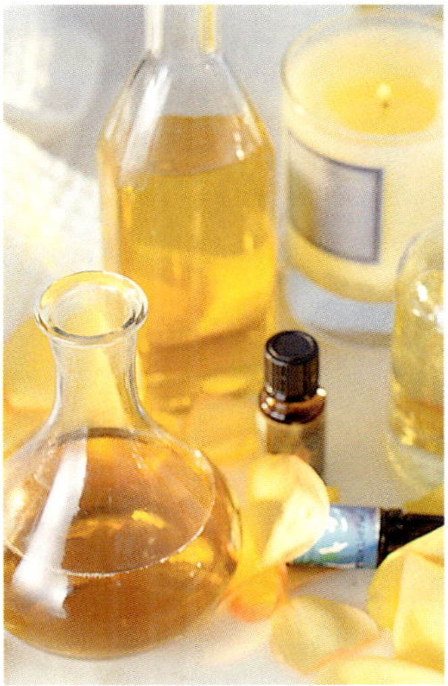

geeigneten Maske (fragen Sie in Ihrer Parümerie) verwöhnen. Dabei die Maske von der Mitte des Kinns aus über das gesamte Gesicht und den Hals verteilen. Nur die Augen müssen Sie großzügig aussparen.
6 Legen Sie sich für 15 Minuten hin und entspannen Sie sich, so kann Ihre Haut die wohtuende Wirkung der Maske optimal nutzen.
7 Entfernen Sie die Gesichtsmaske mit einem warmen, leicht feuchten Tuch. Um Ihre Haut zu beruhigen, können Sie zum Schluß Ihr Gesicht noch mit einem in heißen Kamillentee getauchten und ausgewrungenen Tuch 15 Minuten bedecken.

Sechster Tag

Lust auf vegetarisch? Heute finden Sie in den Rezepten kein Fleisch. Schließlich sind Fleisch und Fisch als Säurebildner bei der Säure-Basen-Ernährung ohnehin mehr Beilage als Hauptgericht. Ideal für Vegetarier, die ganz darauf verzichten, und gesund für jeden. Denn mehr als zwei Fleischportionen pro Woche sind nicht zu empfehlen.

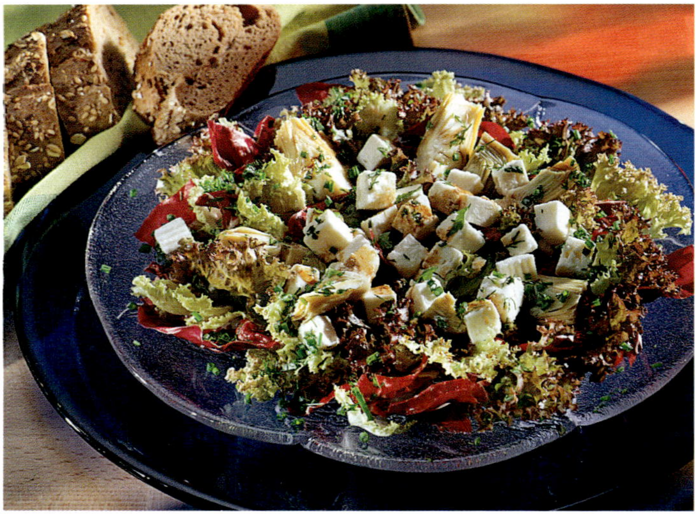

Blattsalate mit Schafskäse und Artischocke

Zum Frühstück

Dinkelbrötchen mit Käse und Gurke

Für 2 Personen:
2 Dinkelbrötchen • 2 TL leichte Salatmayonnaise • 2 Scheiben Schnittkäse (30 % F. i. T.) • einige Salatgurkenscheiben

1 Dinkelbrötchen aufschneiden und mit Mayonnaise bestreichen.
2 Mit Käse und Gurkenscheiben belegen.

Pro Portion ca. 200 kcal
10 g EW / 4 g F / 32 g KH

Zum Mittagessen

Blattsalate mit Schafskäse und Artischocke

Für 2 Personen:
½ Lollo Rosso • ½ Radiccio • 2 EL Balsamico (italien. Balsamessig) • 1 EL Distelöl • 1 TL Sesamöl • 1 EL gefriergetrocknete Salatkräuter • 100 g Schafskäse • 4 marinierte Artischockenböden (aus dem Glas) • 2 Stücke Vollkornbaguette

1 Blattsalate putzen, waschen, abtropfen lassen und danach in mundgerechte Stücke zupfen.
2 Essig mit Distelöl, Sesamöl, Salatkräutern und etwas Wasser verrühren. Die Salate im Dressing wenden und auf Tellern verteilen.
3 Schafskäse würfeln und mit den Artischockenböden auf dem Salat anrichten. Mit dem Vollkornbaguette servieren.

Pro Portion ca. 200 kcal
14 g EW / 14 g F / 4 g KH

Kartoffelgnocchi

Für 2 Personen:
300 g Kartoffeln • 1 Ei • wenig Salz • Muskat • etwas Kartoffelmehl • ½ Bund Basilikum • 2 EL Butter • 50 g Parmesan

1 Kartoffeln in der Schale ca. 25 Minuten garen, pellen und durch die Kartoffelpresse drücken.
2 Ei, Salz, Muskat und soviel Kartoffelmehl zugeben, daß eine feste Masse entsteht. Aus dem Teig fingerdicke Rollen formen, davon 2 cm dicke Stücke abschneiden.
3 Die Gnocchi in leicht siedendem Salzwasser ziehen lassen, herausnehmen, kurz abtropfen lassen.
4 Basilikum abbrausen, trockentupfen und in Streifen schneiden. Butter zerlassen und die Gnocchi mit dem Basilikum darin schwenken. Mit geriebenem Parmesan bestreut servieren.

Pro Portion ca. 390 kcal
19 g EW / 23 g F / 27 g KH

Zum Abendessen

Avocadoschaumsüppchen

Für 2 Personen:
½ l Basenbrühe (Rezept Seite 61) • 50 g Sahne • ½ TL Speisestärke • ½ Avocado • frische Kräuter

1 Basenbrühe mit Sahne aufkochen. Speisestärke mit etwas Wasser anrühren und die Suppe damit binden.
2 Die Avocado schälen und mit der Suppe im Mixer pürieren. Vorsicht: Die Suppe darf nicht mehr kochen, sonst wird die Avocado bitter. Mit feingehackten Kräutern abschmecken.

Pro Portion ca. 330 kcal
9 g EW / 18 g F / 35 g KH

Vorschläge für die Zwischenmahlzeiten

Vormittags:
1 Kiwi

Nachmittags:
1 Glas Trinkmolke mit etwas Himbeersaft mixen.

Das Wohlfühlprogramm für den sechsten Tag

Balsam für die Seele

Eine wohltuende Massage gönnt man sich viel zu selten, dabei kann man sich ganz leicht selbst massieren:
1 Legen Sie ein Badetuch auf einen bequemen Sessel. Vor den Sessel stellen Sie einen Hocker, auf den Sie ebenfalls ein Frotteetuch legen.
2 Setzen Sie sich in den Sessel, und legen Sie ein Bein auf den Hocker. Massieren Sie ein Massageöl (siehe Kasten) langsam und sanft in den Oberschenkel ein. Streichen Sie dabei vom Knie an aufwärts erst oben, dann unten und schießlich an den Seiten des Oberschenkels entlang.
3 Genauso massieren Sie die Wade vom Fußknöchel bis zum Knie sanft durch. Immer zum Herzen hin massieren.
4 Massieren Sie jedes Bein dreimal gleichmäßig durch.
5 Gehen Sie zu den Füßen über. Den Fuß so auf das Knie des anderen Beines legen, daß Sie die Fußsohle gut erreichen. Massieren Sie jeden Zeh einzeln durch. Eine Extra-Portion Massageöl kreisend in die Fußsohle einmassieren.
6 Zum Schluß den vorderen Fuß von den Zehen bis zum Knöchel sanft massieren. Dann ebenso den anderen Fuß einmassieren.

Wirkung der Öle

Iris	beruhigt
Lavendel	entspannt
Rose	für die Seele
Rosmarin	regt an
Sandelholz	regeneriert
Zitrone	erfrischt

Siebter Tag

Abnehmen und neue Rezepte ausprobieren muß gar nicht so mühsam sein. Das zeigt Ihnen auch dieser Tag. Die Diät enthält vor allem besonders einfache Rezepte, die Sie schnell zubereiten können. Und trotzdem schmeckt´s! So bleibt Ihnen Zeit zum Wohlfühlen und Entspannen. Nach dem heutigen Saunaprogramm ist die Gemüsecremesuppe genau das Richtige!

Zum Frühstück

Frühstücksei mit Brot

Für 2 Personen:
2 Eier • 1/2 Bund Schnittlauch • 2 Scheiben Brot • 2 TL fettreduzierter Frischkäse

1 Eier nach Belieben hart oder weich kochen. Anstelle von Salz mit gehacktem Schnittlauch bestreuen.
2 Brot mit Frischkäse bestreichen und zum Ei essen.

Pro Portion ca. 240 kcal
16 g EW / 13 g F / 15 g KH

Zum Mittagessen

Friséesalat in Kräuterdressing mit Pinienkernen

Für 2 Personen:
1 kleiner Kopf Friséesalat • 20 g Pinienkerne • 1 EL Apfelessig • 1 EL Olivenöl • frische Kräuter

1 Salat putzen, waschen und gut abtropfen lassen.
2 Pinienkerne in einer Pfanne ohne Fett anrösten.
3 Essig mit Öl, etwas Wasser und feingehackten Kräutern verrühren.
4 Salat im Kräuterdressing wenden, auf Tellern anrichten und mit den gerösteten Pinienkernen bestreuen.

Pro Portion ca. 120 kcal
3 g EW / 9 g F / 7 g KH

Kartoffel-Zucchini-Gratin mit Lammkotelettes

Für 2 Personen:
200 g Kartoffeln • 1 Zucchini • wenig Salz • Pfeffer • 100 g Sahne • 100 ml Milch • 3 Tomaten • 100 ml Basenbrühe (Rezept Seite 61) • Basilikum • 2 Lammkotelettes • 1 EL Butterschmalz

1 Kartoffeln schälen und in hauchdünne Scheiben schneiden. Zucchini putzen und in Scheiben schneiden. Kartoffeln und Zucchini abwechselnd in eine feuerfeste Form schichten. Mit wenig Salz und Pfeffer würzen. Mit Sahne und Milch begießen, im Ofen bei 200 °C 40–45 Minuten garen.
2 Tomaten waschen, Stielansätze herausschneiden, Früchte würfeln, kurz andünsten und mit Basenbrühe aufgießen. Pürieren, durch ein Sieb streichen und mit Pfeffer und feingehacktem Basilikum abschmecken.
3 Butterschmalz erhitzen und die Lammkotelettes darin von jeder Seite ca. 4 Minuten braten. Mit Tomatensauce und Gratin servieren.

Pro Portion ca. 600 kcal
17 g EW / 40 g F / 38 g KH

Zum Abendessen

Gemüsecremesuppe

Für 2 Personen:
200 g Gemüse (z.B. Möhren, Zucchini, Kohlrabi) • 400 ml Basenbrühe (Rezept Seite 61) • 100 g saure Sahne • wenig Salz • Pfeffer • 1 Scheibe Brot • 1 EL Öl

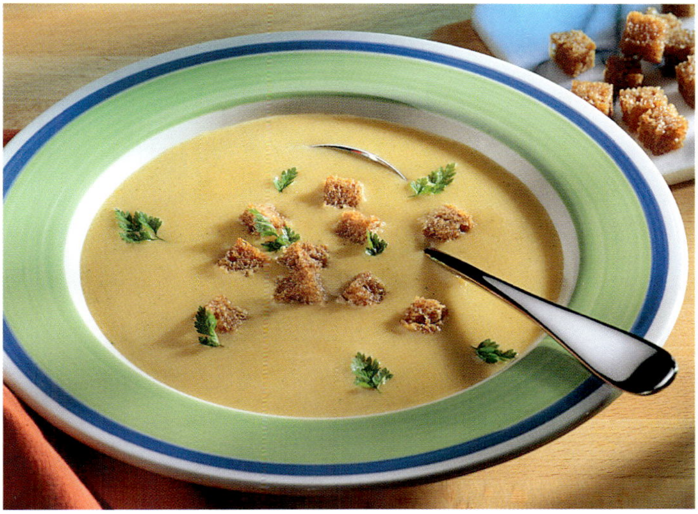

Gemüsecremesuppe

1 Gemüse putzen und würfeln. Basenbrühe mit den Gemüsewürfeln 5–10 Minuten köcheln, pürieren, saure Sahne zugeben, mit Salz und Pfeffer abschmecken.
2 Brot würfeln. Im heißen Öl anrösten. Über die Suppe streuen.

Pro Portion ca. 290 kcal
10 g EW / 10 g F / 38 g KH

Rezept für Basenbrühe

500 g Gemüse (z.B. Zucchini, Aubergine, Fenchel, Staudensellerie, Sellerie) • frische Kräuter (z.B. Kerbel, Dill, Liebstöckel, Estragon, Basilikum, Thymian, Rosmarin, Petersilie) • 1/2 l kaltes Wasser

1 Gemüse putzen, in Stücke schneiden. Kräuter waschen und kleinschneiden.
2 Mit dem Wasser einmal aufkochen und ca. 30 Minuten ziehen lassen. Brühe abgießen.

Vorschläge für die Zwischenmahlzeiten

Vormittags:
1 Paprika, Tomate oder Kohlrabi in Scheiben schneiden.

Nachmittags:
1 Knäckebrot mit 1 EL Tomatenpüree bestreichen.

Das Wohlfühlprogramm für den siebten Tag

Den Alltagsstreß herausschwitzen

Wenn möglich, gönnen Sie sich heute einen Besuch in der Sauna. Legen Sie schon vor der Arbeit alles bereit, was Sie zum Saunabesuch brauchen: Handtücher, Badeschuhe, Duschgel und ein Massageöl. Dann ist der Anreiz größer, sich nach der Arbeit noch zu einem Saunabesuch aufzuraffen. Zum Saunabesuch selbst erfahren Sie alles auf Seite 85.
Wollen Sie danach noch etwas essen, dann tut eine warme Suppe gut, weil sie Ihnen die verlorene Flüssigkeit und die ausgeschwitzten Mineralstoffe ersetzt und außerdem Magen und Darm nicht zu stark belastet.

Achter Tag

Nach einer Woche Diät sehen Sie schon die ersten Erfolge, haben eventuell auch schon die erste Krise hinter sich: Heute können Sie Kraft schöpfen. Das Menü liefert Ihnen reichlich Aufbaustoffe, und die Gymnastik verhilft zu mehr Beweglichkeit und Energie. So beginnen Sie gestärkt die zweite Wohlfühlwoche.

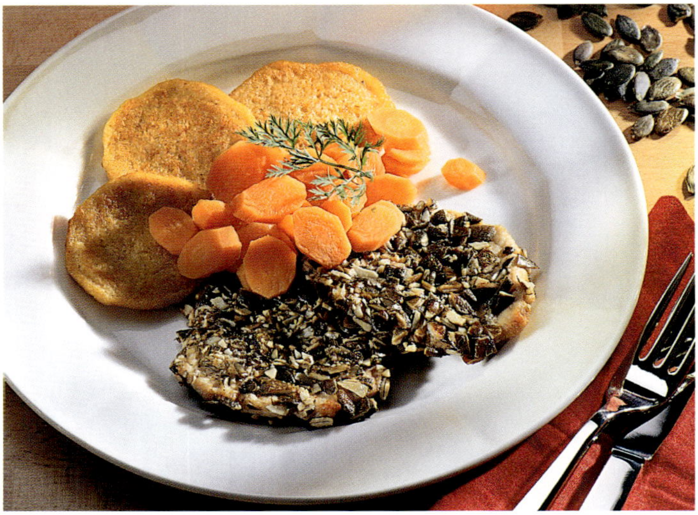

Kalbsschnitzel im Kürbiskernmantel

Zum Frühstück

Rührei mit Champignons

Für 2 Personen:
1 Tomate • 2 Champignons • 2 Eier • 1 EL Butter • 2 Scheiben Vollkornbrot • 2 Äpfel

1 Tomate kreuzweise einschneiden, überbrühen, enthäuten, entkernen und würfeln. Die Champignons putzen und in feine Streifen schneiden. Beides mit den verquirlten Eiern verrühren.
2 Eimasse in heißer Butter und unter Rühren langsam stocken lassen. Auf den Broten anrichten. Dazu Apfelspalten.

Pro Portion ca. 310 kcal
17 g EW / 18 g F / 19 g KH

Zum Mittagessen

Eichblattsalat

Für 2 Personen:
1 Orange • ½ Eichblattsalat • 150 g Biojoghurt • Saft von 1 Zitrone • 2 Scheiben Vollkornbaguette

1 Orange schälen, filetieren.
2 Salat putzen, waschen und gut abtropfen lassen.
3 Joghurt und Zitronensaft im Mixer pürieren. Salat mit Orangenfilets anrichten und mit dem Dressing überziehen. Mit Vollkornbaguette servieren.

Pro Portion ca. 100 kcal
5 g EW / 3 g F / 13 g KH

Kalbsschnitzel im Kürbiskernmantel

Für 2 Personen:
150 g Möhren • 200 g Gemüsemais • 2 Eier • 30 g Mehl • wenig Salz • Pfeffer • 3 EL Butterschmalz • 2 dünne Kalbsschnitzel • etwas Vollkornmehl • 50 g Kürbiskerne

1 Möhren putzen und in Stücke schneiden. In wenig Wasser bißfest garen.
2 Den Mais mit 1 Ei und dem Mehl im Mixer pürieren. Masse mit Salz und Pfeffer abschmecken. In der Pfanne in 2 EL Butterschmalz in Kartoffelpuffergröße ausbacken.

3 Die Schnitzel in Vollkornmehl wenden. Übriges Ei verquirlen. Schnitzel erst im Ei und dann in den Kürbiskernen wenden. Im restlichen Butterschmalz von beiden Seiten goldgelb braten.
4 Kalbsschnitzel mit Möhrengemüse und Maisplätzchen auf Tellern anrichten.

Pro Portion ca. 630 kcal
48 g EW / 33 g F / 35 g KH

Zum Abendessen

Minestrone

Für 2 Personen:
½ Möhre • 1 Frühlingszwiebel • ¼ Zucchini • 1 Stück Bleichsellerie • 1 Tomate • 1 TL Olivenöl • 400 ml Basenbrühe (Rezept Seite 61) • frische Kräuter • Pfeffer • 2 EL saure Sahne

1 Gemüse putzen und in feine Streifen schneiden.
2 Tomate kreuzweise einschneiden, überbrühen, enthäuten, entkernen, würfeln und im heißen Olivenöl andünsten. Die Gemüsestreifen zugeben und ca. 10 Minuten garen.
3 Gemüse mit der Basenbrühe aufgießen und einmal aufkochen. Mit feingehackten Kräutern und Pfeffer abschmecken. Mit saurer Sahne servieren.

Pro Portion ca. 220 kcal
9 g EW / 6 g F / 35 g KH

Vorschläge für die Zwischenmahlzeiten

Vormittags:
1 kleines Stück Melone

Nachmittags:
Frischedrink aus Tomaten- und Grapefruitsaft

Das Wohlfühlprogramm für den achten Tag

Power-Gymnastik für gute Laune

Legen Sie eine rhythmische Musik auf, die Sie mögen, und beginnen Sie mit dieser sich langsam steigernden Power-Gymnastik:
1 Schütteln Sie Arme und Beine aus, heben und senken Sie Ihre Schultern, bis Ihnen wohlig warm wird.
2 Stellen Sie sich hin, die Arme auf Schulterhöhe zur Seite gestreckt, und kreisen Sie mit dem Oberkörper langsam nach rechts und anschließend nach links jeweils etwa 15 Sekunden.
3 Legen Sie Ihre Arme in die Hüfte, und kreisen Sie mit der Hüfte nach rechts und nach links herum.
4 Setzen Sie sich hin, die Arme stützen Sie nach hinten ab. Beide Beine etwas in die Höhe strecken und kreisen: 10 mal links und 10 mal rechts herum.
5 Legen Sie sich flach auf den Rücken und heben Sie ganz langsam und nur einige Zentimeter beide Beine vom Boden und senken Sie sie wieder ab. Auch dies zehnmal wiederholen. Dabei gleichmäßig ein- und ausatmen. Danach eine Minute lang bewußt und langsam aus- und wieder einatmen.
6 Legen Sie sich mit dem Oberkörper flach auf den Boden, die Hände hinter dem Kopf verschränkt. Stellen Sie die Beine angewinkelt auf den Boden. Nun langsam den Oberkörper anheben und wieder senken. Dabei zur Decke schauen. 10 mal wiederholen.
7 Arme und Beine ausschütteln und einige Minuten ruhig hinlegen, dabei die Beine strecken, nicht übereinanderschlagen und tief durchatmen. Jetzt sollten Sie eine wohltuende Entspannung spüren.

Neunter Tag – Entlastungstag

Der zweite Entlastungstag sollte am besten wieder auf einen arbeitsfreien Tag fallen. Sie können sich Zeit nehmen, Kräutertees kennenzulernen, die Ihnen auf Dauer schmecken und auch nach der 14-Tage-Kur ein guter Ersatz für Kaffee und Schwarztee sind.

Zum Frühstück

Pro Person 2 Bananen, dazu Malzkaffee oder Kräutertee, kein Schwarztee oder Kaffee

Über den Tag verteilt

Pro Person bis 16 Uhr 1 kg Obst (Äpfel, Birnen, Pfirsiche, Bananen etc.).

Zum Abendessen

Möhrensuppe

Für 2 Personen:
4 mittelgroße Möhren putzen, würfeln und in 150 ml Wasser weich dünsten. Möhren pürieren und mit $^1/_4$ l Gemüsefond aufkochen, Suppe mit viel feingehackter Petersilie servieren.

Das Wohlfühlprogramm für den neunten Tag

Kräuter-Verwöhn-Tees

Kräutertees müssen nicht nach Krankheit schmecken. Mit der richtigen Mischung brühen Sie aus Kräutern herrlich aromatische Tees, die Ihrem Wohlbefinden guttun. Die getrockeneten Kräuter bekommen Sie in Ihrer Apotheke. Überbrühen Sie einen Teelöffel einer der angegebenen Kräutermischungen mit 1 Liter kochendem Wasser. Lassen Sie den Tee 5 Minuten ziehen und gießen Sie ihn durch ein Sieb in eine mit heißem Wasser ausgespülte, warme Teekanne.

Wärmende Wohltat
3 Teile Löwenzahnkraut und je 1 Teil Lindenblüten, Melissenblätter und Kamillenblüten 5 Minuten ziehen lassen.

Entschlackungstee
Je 2 Teile Fenchel und Anis mit 1 Teil Kümmel 3–5 Minuten ziehen lassen.

Beruhigender Dufttee
Je 1 Teil Lavendel und Melisse mit 2 Teilen Orangenblüten 3–5 Minuten ziehen lassen.

Guten-Morgen-Tee
Gleiche Teile Birkenblätter, Fenchel, Lindenblüten, Rosmarin und Löwenzahnwurzel 3–5 Minuten ziehen lassen.

Anti-Streß-Mischung
Gleiche Teile Johanniskraut, Hopfenzapfen, Melissenblätter und Orangenblüten 5–8 Minuten ziehen lassen.

Einige Kräuter und ihre Wirkung

Melisse, Johanniskraut, Hopfen, Baldrian	beruhigend, antidepressiv, schlaffördernd
Kümmel, Fenchel, Anis	regt Stoffwechsel an, löst Krämpfe und Blähungen
Birkenblätter, Brennessel, Weißdorn, Löwenzahn, Lindenblüten	entwässernd, beruhigend

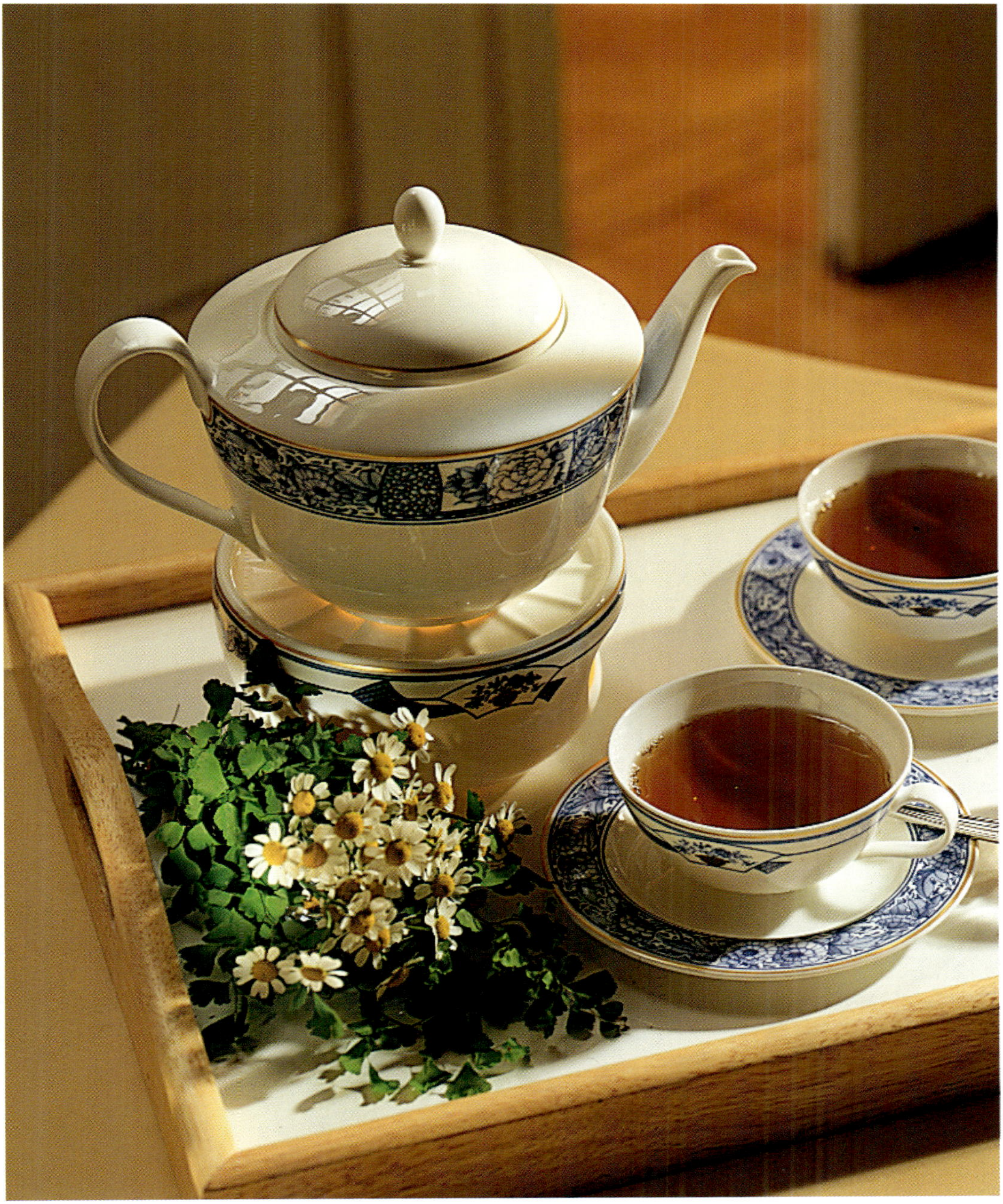

Zehnter Tag

Ohne Fleisch und Fisch und dennoch sättigend und wohlschmeckend werden Sie heute auf die ganz leichte Art mit vielen lebenswichtigen Stoffen versorgt. Ganz leicht erleben Sie sich auch durch die Atemübungen des heutigen Wohlfühlprogramms. Erfahren Sie, wie Sie sich auf ganz einfache Art überall schnell und tief entspannen können.

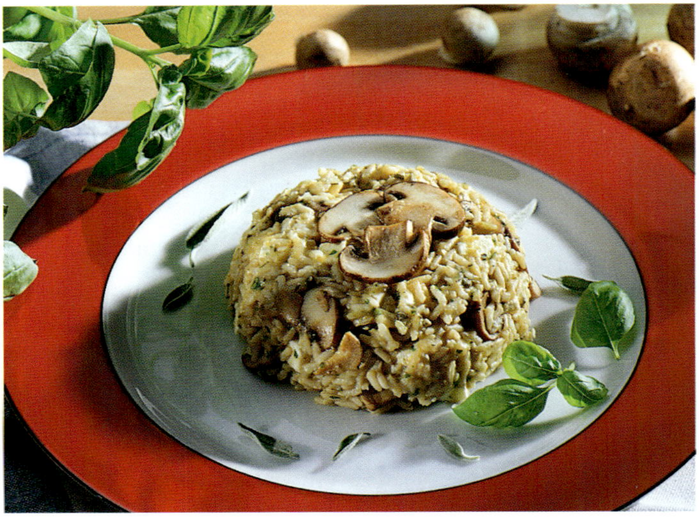

Naturreis-Risotto

Zum Frühstück

Müsli mit Apfel und Honig

Für 2 Personen:
200 g Biojoghurt • 1 TL Honig • 60 g Getreideflocken • 2 Äpfel

1 Biojoghurt mit einem Löffel glattrühren, den Honig unterrühren und die Flocken unterheben.
2 Äpfel schälen, vom Kerngehäuse befreien, grob raspeln. Ins Müsli rühren.

Pro Portion ca. 270 kcal
7 g EW / 8 g F / 40 g KH

Zum Mittagessen

Feldsalat

Für 2 Personen:
100 g Feldsalat • 1 gedämpfte Kartoffel • 2 TL Obstessig • 1 EL Sonnenblumenöl • wenig Salz • Pfeffer • gehackte Petersilie

1 Feldsalat verlesen, waschen und abtropfen lassen.
2 Kartoffel zweimal durch die Presse drücken. Mit Essig, Öl, etwas Wasser, Salz und Pfeffer zu einer sämigen Sauce verrühren. Mit Petersilie abschmecken. Salat mit dem Dressing vermengen.

Pro Portion ca. 100 kcal
2 g EW / 6 g F / 9 g KH

Naturreis-Risotto mit Egerlingen

Für 2 Personen:
1/8 l Basenbrühe (Rezept Seite 61) • wenig Salz • 100 g Naturreis • 100 g Egerlinge • 1 EL Butter • Salbei • Basilikum • 100 g Ricotta (italienischer Frischkäse) • Pfeffer

1 Basenbrühe leicht salzen, mit 1/8 l Wasser aufgießen. Den Naturreis darin 25 Minuten zugedeckt köcheln lassen.
2 Egerlinge putzen, kurz abbrausen, trockentupfen, in dünne Scheiben schneiden. In der Butter kurz anbraten. Kräuter fein hacken, mit gewürfeltem Ricotta zu den Pilzen geben. Kräftig pfeffern.

3 Risotto in eine Tasse drükken, auf Teller stürzen und die Pilze dazu anrichten.

Pro Portion ca. 400 kcal
13 g EW / 15 g F / 53 g KH

Zum Abendessen

Vollkornbrot mit vegetarischem Brotaufstrich

Für 2 Personen:
1 große Möhre • 100 g Magerquark • frische Kräuter • 2 Scheiben Vollkornbrot

1 Möhre schälen, würfeln und weich dünsten. Mit dem Quark im Mixer pürieren.
2 Kräuter abbrausen, trokkentupfen und fein schneiden. Unter den Möhrenquark rühren. Vollkornbrote damit bestreichen.

Pro Portion ca. 140 kcal
12 g EW / 2 g F / 21 g KH

Vorschläge für die Zwischenmahlzeiten

Vormittags:
1 Knäckebrot mit saurer Sahne und Apfelspalten

Nachmittags:
2 Reiswaffeln

Das Wohlfühlprogramm für den zehnten Tag

Entspannung pur

Legen Sie mit autogenem Training eine Pause vom Alltag ein – wann immer Sie möchten! Werden Sie ruhig, schließen Sie die Augen und sprechen Sie innerlich folgende Sätze immer wieder. Gehen Sie erst dann zum nächsten Satz über, wenn die gewünschte Wirkung eingetreten ist.

Ich bin ganz ruhig.
Der rechte Arm wird schwer.
Der rechte Arm wird warm.
Der linke Arm wird schwer.
Der linke Arm wird warm.

Beschließen Sie die Übung mit den Sätzen:

Meine Arme werden kräftig.
Ich atme tief durch.
Ich strecke die Arme weit aus.

Dabei die Augen wieder öffnen und die Arme strecken.

Führen Sie diese Übung mehrmals täglich 5 Minuten durch. Zum Üben hilft auch eine Gruppe, in der Sie das Autogene Training unter Anleitung lernen können. Neben dem Autogenen Training ist Yoga für viele Menschen eine leicht zu lernende Entspannungstechnik. Yogakurse werden heute in fast allen Volkshochschulen angeboten.

Sich sammeln im Atmen

Legen Sie sich auf den Boden, den Kopf am besten auf einem Kissen etwas höher lagern. Die Beine stellen Sie auf und lehnen die Knie gegeneinander. Die Füße stehen leicht auseinander. Atmen Sie nun 2 Minuten lang ruhig durch die Nase ein, ohne die Brust zu heben. Sie blähen dabei jeweils den Bauch so weit wie möglich auf. Jetzt sollte allmählich ein Wärmegefühl in der Magen- und Darmgegend spürbar sein. Sie können zusätzlich noch eine Hand auf Ihren Bauch legen, um die entspannende, harmonisierende innere Wärme besser zu spüren, die sich jetzt im ganzen Körper ausbreitet.

Elfter Tag

Ein traumhafter Aromatag erwartet Sie heute. Denn Aromen wirken unmittelbar auf Ihr Wohlbefinden. Deshalb achten Sie darauf, daß Sie zum Essen möglichst immer reife, aromatische Gemüse- und Obstsorten wählen, am besten immer das frische Gemüse der jeweiligen Saison einkaufen. Und statt mit Salz würzen Sie besser mit Kräutern, weil Kräuter natürliche, gesunde Aromen liefern.

Zum Frühstück

Bananen-Orangen-Müsli

Für 2 Personen:
1 Banane • 1 Orange • 50 g Haferflocken • 50 g Weizenflocken • 1 EL Sonnenblumenkerne • ½ l Milch

1 Banane schälen und in dünne Scheiben schneiden. Orange schälen, filetieren und in Stücke schneiden.
2 Früchte mit Hafer- und Weizenflocken, Sonnenblumenkernen und Milch vermischen.

Pro Portion ca. 330 kcal
12 g EW / 9 g F / 50 g KH

Zum Mittagessen

Perlhuhnbrüstchen mit gefüllter Tomate »provençalischer Art« und Kartoffelrosetten

Für 2 Personen:
2 Fleischtomaten • 1 Scheibe Dinkelbrot • ¼ grüne Zucchini • ¼ gelbe Zucchini • 1 Rosmarinzweig • 1 Thymianzweig • 1 Knoblauchzehe • 200 g Kartoffeln • 1 Eigelb • wenig Salz • Pfeffer • 1 Perlhuhnbrüstchen • 1 EL Butterschmalz

1 Die Deckel der Tomaten abschneiden und die Kerne mit einem Löffel auskratzen.
2 Das Brot und die geputzten Zucchini in kleine Würfel schneiden. Mit den feingehackten Kräutern und dem durchgepreßten Knoblauch kurz andünsten und die Tomaten damit füllen. Die Deckel darauflegen und die Tomaten auf ein Backblech setzen.
3 Die Kartoffeln in der Schale 20–25 Minuten dämpfen, dann schälen und durch die Kartoffelpresse drücken. Das Eigelb unterrühren und mit Salz und Pfeffer abschmekken. Die Masse in einen Spritzbeutel füllen und als Rosetten neben die Tomaten aufs Backblech spritzen.

Perlhuhnbrüstchen mit gefüllter Tomate »provençalischer Art« und Kartoffelrosetten

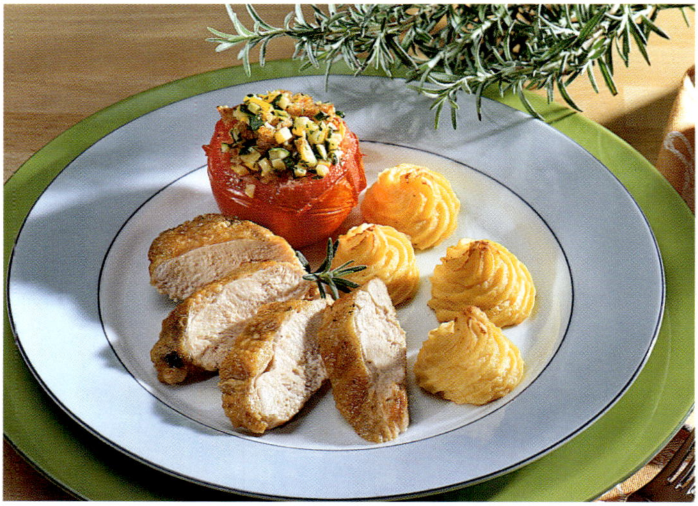

4 Rosetten und Tomaten im vorgeheizten Ofen bei 180 °C 10 Minuten backen.
5 Die Perlhuhnbrüstchen im heißen Butterschmalz von jeder Seite ca. 6 Minuten braten. In Scheiben schneiden und mit den gefüllten Tomaten und den Kartoffelrosetten servieren.

Pro Portion ca. 250 kcal
13 g EW / 8 g F / 31 g KH

Zum Abendessen

Bircher-Kartoffel mit Kräuterjoghurt

Für 2 Personen:
Kümmel • 5 Kartoffeln • 150 g Biojoghurt • feingehackte Petersilie
1 Ein Backblech kräftig mit Kümmel bestreuen. Die gewaschenen Kartoffeln der Länge nach halbieren und mit der Schnittfläche nach unten auf den Kümmel legen. Im vorgeheizten Ofen bei 200 °C ca. 45 Minuten garen.
2 Joghurt mit Petersilie verrühren. Zu den Kartoffeln servieren.

Pro Portion ca. 220 kcal
8 g EW / 3 g F / 40 g KH

Vorschläge für die Zwischenmahlzeiten

Vormittags:
50 g Beeren mit 1 TL Sahne

Nachmittags:
1 Glas Buttermilch mit kleingeschnittenen Fruchtstücken

Das Wohlfühlprogramm für den elften Tag

Aromen zum Genießen

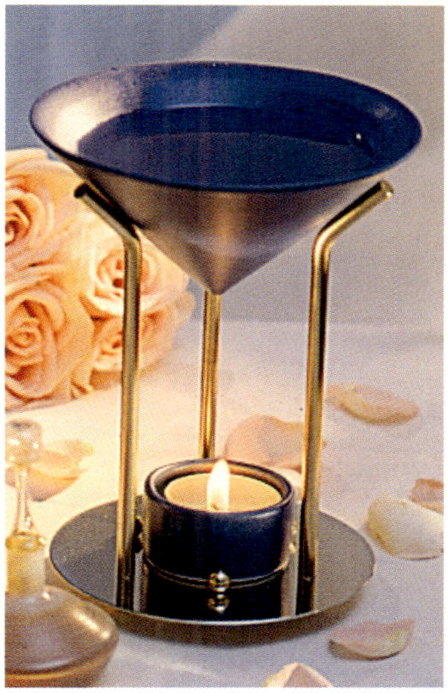

Verwöhnen Sie sich regelmäßig mit schönen Wohlfühldüften in Ihrer Wohnung. Genießen Sie einen Abend der Ruhe, versuchen Sie, mit Musik, einem guten Buch oder Ihrer Lieblingsbeschäftigung und einer Duftlampe mit herrlichen ätherischen Ölen eine heilsame Atmosphäre zu schaffen. Im Kasten lesen Sie, wie ätherische Öle auf Seele und Geist wirken. So lernen Sie, sich in eine Stimmung zu versetzen, die Ihnen den notwendigen Ausgleich zum Alltag bringt.

Ätherische Öle für Seele und Geist

ätherisches Öl	Wirkung
Bergamotte	hellt Stimmung auf, vertreibt Ängste
Grapefruit	erfrischt und heitert auf
Muskatellersalbei	entspannt und regt gleichzeitig an
Neroli	beruhigt und entkrampft
Rose	sorgt für Harmonie
Zedernholz	wirkt stärkend auf die Seele
Zitrone	fördert die Konzentration, aktiviert
Zypresse	fördert die Konzentration, wirkt auf hellend

Zwölfter Tag

Werden Sie aktiv und überlegen Sie sich auch tagsüber, wie Sie mehr Bewegung in Ihren Alltag bringen. Vielleicht können Sie mal wieder mit dem Fahrrad zur Arbeit fahren. Meiden Sie den Lift. Steigen Sie lieber Treppen. Und wenn Sie tagsüber lange sitzen, gehen Sie öfters einige Meter, oder kreisen Sie mit den Schultern, machen Streckübungen und spannen Sie – für andere ganz unbemerkt – immer wieder Bauch, Po und Oberschenkel an, im Sitzen wie im Stehen.

Zum Frühstück

Vollkornbrötchen mit Tomate und Quark

Für 2 Personen:
2 Vollkornbrötchen • 100 g Magerquark • 1 Tomate

1 Brötchen aufschneiden, mit Quark bestreichen.
2 Tomate waschen, Stielansatz herausschneiden. Tomate in Scheiben schneiden. Brötchen damit belegen.

Pro Portion ca. 130 kcal
10 g EW / 2 g F / 21 g KH

Zum Mittagessen

Fischfilet mit Dillsauce und Gurkengemüse

Für 2 Personen:
100 g Vollkornreis • 1/4 l Gemüsebrühe • 1 kleine Salatgurke • 1 TL Butter • 2 magere Fischfilets (z.B. Zander, Rotbarsch, Kabeljau) • Saft von 1/2 Zitrone • 1 Bund Dill • 1/8 l Milch • 1 TL Speisestärke • etwas Sojasauce

1 Reis in der Brühe 25 Minuten köcheln lassen.
2 Salatgurke waschen. Mit Schale in Würfel schneiden. Butter zerlassen und die Gurkenwürfel darin 5 Minuten dünsten.
3 Fischfilets abspülen, trockentupfen und mit Zitronensaft beträufeln. Über Wasserdampf 8–10 Minuten garen.
4 Dill fein schneiden. Milch zum Kochen bringen. Speisestärke mit etwas Wasser verquirlen und unter die Milch rühren. Mit Sojasauce abschmecken. Dill kurz vor dem Servieren unterrühren. Fischfilets mit Dillsauce, Reis und Gurken servieren.

Pro Portion ca. 390 kcal
25 g EW / 5 g F / 60 g KH

Sauerkirschbombe mit Haselnüssen

Für 2 Personen:
100 g entsteinte frische Sauerkirschen • 1/4 l Orangensaft • 1 Zimtstange • 6 Blatt eingeweichte Gelatine • 1 TL Ahornsirup • 2 TL gemahlene Haselnüsse

1 Die Sauerkirschen mit dem Orangensaft und der Zimtstange aufkochen. Zimtstange entfernen, Kirschen und Saft im Mixer pürieren.
2 Ausgedrückte Gelatine und Ahornsirup unterrühren und das Fruchtpüree in Tassen füllen. Im Kühlschrank mindestens 2 Stunden fest werden lassen.
3 Tassen kurz in heißes Wasser tauchen und das Dessert auf Teller stürzen. Mit den Nüssen garniert servieren.

Pro Portion ca. 120 kcal
2 g EW / 1 g F / 26 g KH

Zum Abendessen

Kartoffelpizza mit Pilzen und frischem Gemüse

Für 2 Personen:
300 g Kartoffeln • wenig Salz • 1 Ei • 30 g Kartoffelstärke • 50 g Champignons •

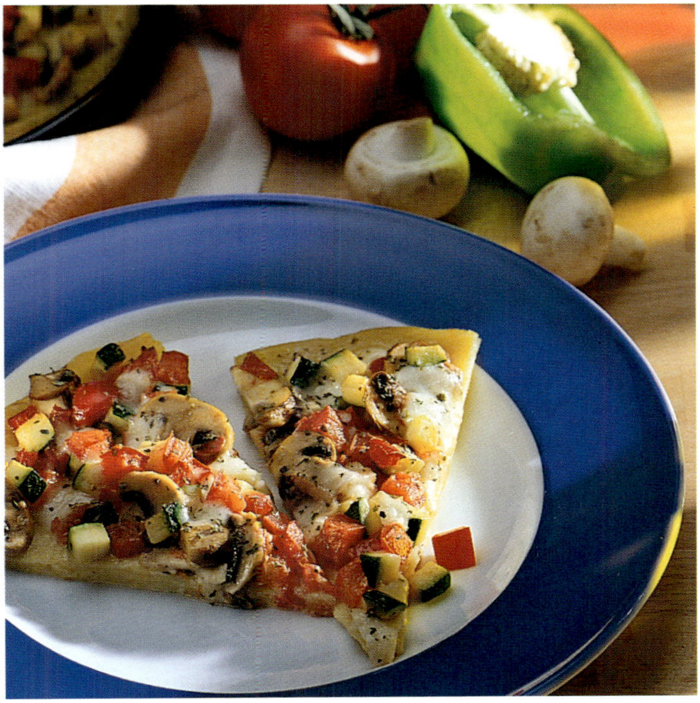

Kartoffelpizza mit Pilzen und frischem Gemüse

½ Paprikaschote • 1 Tomate • ½ Zucchini • 1 kleine Zwiebel • 200 g Mozzarella • Oregano

1 Kartoffeln in der Schale ca. 25 Min. garen, pellen. Noch heiß pürieren oder durch die Kartoffelpresse drücken. Leicht salzen und mit Ei und Kartoffelstärke mischen.
2 Den Teig ausrollen, in eine Pizzaform drücken, im vorgeheizten Backofen bei 200 °C 10 Minuten vorbacken.
3 Champignons putzen und in dünne Scheiben schneiden. Paprikaschote, Tomate, Zucchini und Zwiebel putzen und in Würfel schneiden.
4 Vorgebackenen Teig mit Pilzen und Gemüse belegen. Mozzarella in Würfel schneiden und darüber verteilen. Mit Oregano bestreuen und bei 220 °C in 10–15 Minuten fertigbacken.

Pro Portion ca. 530 kcal
32 g EW / 23 g F / 50 g KH

Vorschläge für die Zwischenmahlzeiten

Vormittags:
1 Karottenrohkost mit etwas Kokosflocken, Apfel- und Zitronensaft

Nachmittags:
1 Tasse heiße Brühe aus Hefe-Extrakt

Das Wohlfühlprogramm für den zwölften Tag

Lust auf Bewegung

Egal, ob Sie nun schwimmen, spazierengehen, tanzen oder joggen, nehmen Sie sich für heute vor, sich ausgiebig zu bewegen. Am besten nutzen Sie dazu das natürliche Leistungshoch am späteren Nachmittag, zum Beispiel direkt wenn Sie von der Arbeit kommen. Sport tut Ihrem Körper und Ihrer Seele gut, weil regelmäßige Bewegung Glückshormone freisetzt. Außerdem bringen Sie damit Ihren Stoffwechsel auf Touren, entschlacken besser, werden schneller schlank und Ihre Muskeln und Ihre Haut straffer. Mehr über den richtigen Sport erfahren Sie ab Seite 79.

Dreizehnter Tag

Heute können Sie nochmal so richtig entschlacken. Die Kartoffeln sind dank ihrer vielen Mineralstoffe ideal dazu, und eine Bürstenmassage regt Ihre Haut an, über den Körperschweiß noch mehr Säuren abzugeben. Mit viel Kalium schwemmen Sie heute noch einmal gut aus.

Zum Frühstück

Süßes Brötchen

Für 2 Personen:
2 Vollkornbrötchen • 2 TL Margarine • 2 EL Honig oder Konfitüre

1 Brötchen aufschneiden und mit Margarine bestreichen.
2 Mit Honig oder Konfitüre bestreichen.

Pro Portion ca. 160 kcal
3 g EW / 3 g F / 32 g KH

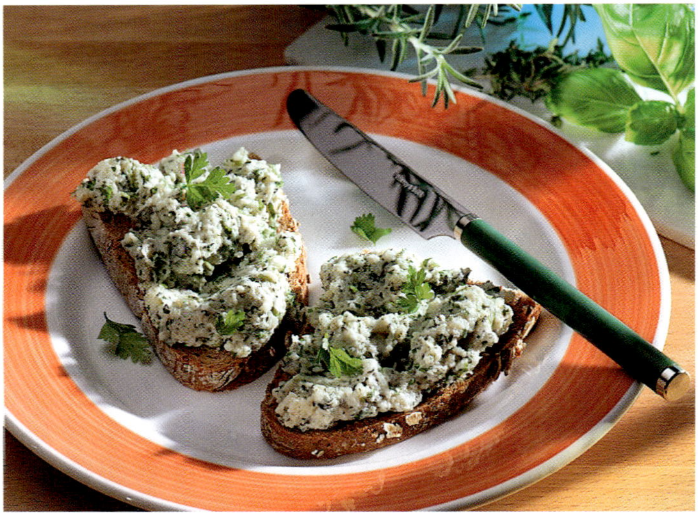

Pikanter Kräuteraufstrich

Zum Mittagessen

Auberginengemüse mit Pinienkernen

Für 2 Personen:
1 Kartoffel • 1 Aubergine • 1 Tomate • 1 Zucchini • 1 TL Olivenöl • 20 g Pinienkerne • ½ Salatgurke • 100 g Biojoghurt • 1 Knoblauchzehe • wenig Salz • Pfeffer

1 Die Kartoffel in der Schale ca. 30 Minuten garen.
2 Aubergine, Tomate und Zucchini putzen und in Würfel schneiden. Im Olivenöl in der Pfanne dünsten. Kartoffel pellen, würfeln und zum Gemüse geben.
3 Die Pinienkerne ohne Fett kurz anrösten und auf dem Gemüse verteilen.
4 Gurke waschen und fein würfeln. Biojoghurt mit Gurkenwürfeln, durchgepreßtem Knoblauch, Salz und Pfeffer verrühren. Das Tsatsiki zum Gemüse servieren.

Pro Portion ca. 210 kcal
8 g EW / 10 g F / 24 g KH

Zum Abendessen

Pikanter Kräuteraufstrich

Für 2 Personen:
1 gedämpfte Kartoffel • 50 g saure Sahne • frische Kräuter (z.B. Rosmarin, Basilikum,

Kerbel, Thymian) • wenig Salz • Pfeffer • 2 Scheiben Vollkornbrot

1 Kartoffel zweimal durch die Kartoffelpresse drücken.
2 Saure Sahne und die feingehackten Kräuter unter das Püree rühren. Mit Salz und Pfeffer abschmecken. Vollkornbrote damit bestreichen.

Pro Portion ca. 140 kcal
5 g EW / 4 g F / 22 g KH

Vorschläge für die Zwischenmahlzeiten

Vormittags:
1 Möhrenrohkost mit Apfel und Zitronensaft

Nachmittags:
1 Glas Tomatensaft

Das Wohlfühlprogramm für den dreizehnten Tag

Trockenbürsten zum Fitwerden

Beim Abnehmen plagt man sich häufig mit niedrigem Blutdruck und Müdigkeit. Beides vertreibt man durch ein ganz einfaches Mittel, das man morgens und auch zwischendurch schnell anwenden kann: die Bürstenmassage. Nehmen Sie eine nicht zu harte Bürste mit Naturborsten, bei empfindlicher Haut auch eine weichere Bürste. Sie können statt einer Bürste auch einen kräftigen Luffahandschuh verwenden.

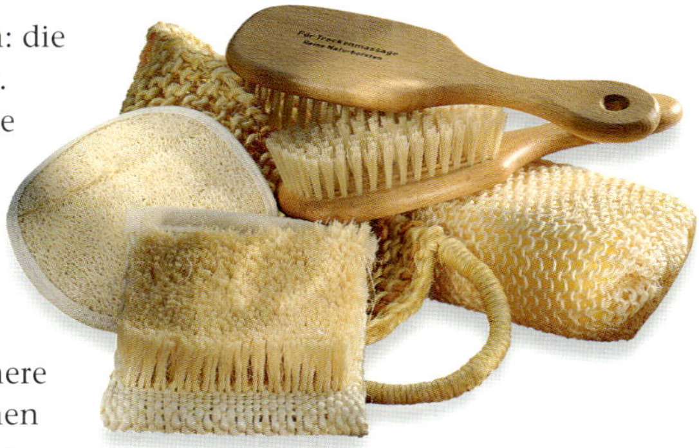

1 Bürsten Sie immer zum Herzen hin. Beginnen Sie mit dem rechten Bein. Erst den Fußrücken, dann die Sohle in Längsrichtung bürsten.
2 Danach Unter- und Oberschenkel kreisförmig bürsten, erst die weniger empfindliche Außen-, dann die Innenseite.
3 Jetzt ebenso das linke Bein mit einer Bürstenmassage verwöhnen, danach sollten die Beine wohlig warm sein.
4 Anschließend bürsten Sie mit kreisenden Bewegungen das Gesäß. Bei den Armen beginnen Sie wiederum mit dem rechten Arm. Erst die Außenseiten der Arme von den Handgelenken bis zu den Schultern hochbürsten, dann die Innenseiten.
5 Die Brust massieren Sie zum Brustbein hin.
6 Den Bauch massieren Sie im Uhrzeigersinn entsprechend dem Verlauf des Dickdarmes.
7 Den Nacken bürsten Sie zur Schulter hin aus – eine große Hilfe bei Streß und Anspannung.
8 Für die Rückenmassage – erst oben dann unten massieren – können Sie einen Massagegurt verwenden.

Nach einer Bürstenmassage ist die Haut sehr aufnahmebereit, weil sie stark durchblutet wird. Nutzen Sie das aus, und behandeln Sie sie nach der Bürstenmassage mit einer wertvollen Lotion. Um den Kreislauf noch stärker anzuregen, können Sie die Bürstenmassage bei offenem Fenster durchführen. Achten Sie aber darauf, daß der Körper sich schnell erwärmt. Sonst Fenster schließen und für eine angenehme Zimmertemperatur sorgen.

Vierzehnter Tag

Herzlich willkommen zum Ende Ihrer Wohlfühl-Diät! Schlemmen Sie heute nochmal genüßlich. Und denken Sie darüber nach, wie Sie die vielen Anregungen der letzten zwei Wochen in Ihren Alltag einbauen. So werden Sie Ihr Säure-Basen-Gleichgewicht halten und sich fit, schlank und gesund fühlen.

Zum Frühstück

Buchweizenmüsli

Für 2 Personen:
40 g geschroteter Buchweizen • 2 EL Biojoghurt • 2 TL Honig • 1 Birne

1 Buchweizenschrot am Vorabend mit soviel Wasser verrühren, daß das ganze Getreide benetzt ist. Zugedeckt im Kühlschrank mindestens 5 Stunden quellen lassen.
2 Joghurt mit etwas Wasser cremig rühren. Mit dem Honig ins Getreide mischen.
3 Birne waschen, vierteln, entkernen. In Stücke schneiden und ins Müsli geben.

Pro Portion ca. 160 kcal
3 g EW / 1 g F / 37 g KH

Vollkornbrot mit Bergkäse

Für 2 Personen:
2 Scheiben Vollkornbrot • 2 TL Butter oder Margarine • 2 Scheiben Bergkäse • 1 Tomate

1 Vollkornbrote mit Butter oder Margarine bestreichen und mit Käse belegen.
2 Tomate waschen, Stielansatz herausschneiden. Tomate in Scheiben schneiden und auf den Käsebroten verteilen.

Pro Portion ca. 220 kcal
11 g EW / 12 g F / 18 g KH

Zum Mittagessen

Rote Bete-Rohkost

Für 2 Personen:
2 kleine rote Bete • 1 kleine Birne • Saft von 1 Zitrone • Honig

1 Rote Bete schälen und sehr fein raspeln. Birne schälen, halbieren, entkernen und fein raspeln.
2 Zitronensaft mit etwas Honig abschmecken, über die Rote Bete-Rohkost träufeln und etwas durchziehen lassen.

Pro Portion ca. 100 kcal
2 g EW / 0 g F / 23 g KH

Gemüse-Reis-Ragout

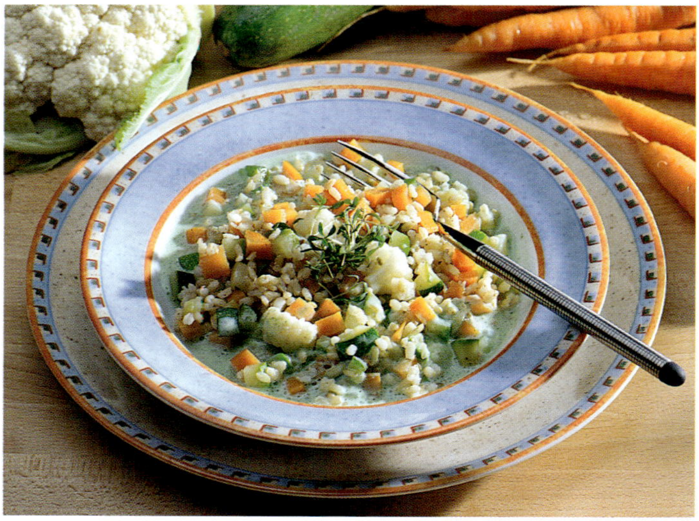

Gemüse-Reis-Ragout

Für 2 Personen:
300 g Gemüse (z.B. Möhren, Zucchini, Blumenkohl) • 100 g Vollkornreis • 1/4 l Gemüsebrühe • 1 Kästchen Kresse • 1/8 l Milch • 1 TL Speisestärke • Senf

1 Gemüse putzen und in kleine Würfel schneiden. In wenig Wasser bißfest garen.
2 Reis in der Gemüsebrühe 25 Minuten köcheln lassen.
3 Kresse abschneiden und im Mixer pürieren. 3 EL Milch mit der Speisestärke verrühren. Restliche Milch mit dem Kressepüree in einem Topf zum Kochen bringen. Speisestärke unterrühren und den Topf vom Herd nehmen. Kresseschaum mit Senf abschmecken.
4 Gemüse und Reis vermischen und mit dem Kresseschaum servieren.

Pro Portion ca. 400 kcal
14 g EW / 5 g F / 78 g KH

Obstquark

Für 2 Personen:
100 g Magerquark • 2 TL Ahornsirup • 1 Stück Obst (z.B. Apfel, Orange, Nektarine)

1 Quark mit etwas Mineralwasser glattrühren und mit Ahornsirup süßen.
2 Obst putzen und in kleine Stücke schneiden. Unter den Quark rühren.

Pro Portion ca. 60 kcal
7 g EW / 0 g F / 9 g KH

Zum Abendessen

Kartoffelsuppe mit Vollkornbrot

Für 2 Personen:
2 mittelgroße Kartoffeln • 400 ml Gemüsebrühe • Majoran • 2 Scheiben Vollkornbrot

1 Kartoffeln in der Schale ca. 25 Minuten garen. Dann pellen und mit der Brühe pürieren.
2 Die Kartoffelsuppe einmal aufkochen lassen und mit den Kräutern würzen. Das Vollkornbrot dazu essen.

Pro Portion ca. 290 kcal
10 g EW / 5 g F / 51 g KH

Vorschläge für die Zwischenmahlzeiten

Vormittags:
1 Erdbeermilch aus 5 Erdbeeren und 150 ml Milch (auch mit anderen Beeren).

Nachmittags:
50 g Maissalat ohne Fleisch

Das Wohlfühlprogramm für den vierzehnten Tag

Entspannt genießen

Zum Abschluß Ihrer 14-Tage-Wohlfühlkur nehmen Sie sich nochmals Zeit, ganz bewußt zu genießen. Heute haben Sie nochmals ein Menü, das Ihnen eine Fülle von Geschmacksaromen bietet. Kauen und schmecken Sie ganz intensiv und lange genug, um alle Nuancen zu bemerken. Entdecken Sie alle Kräuter und Gewürze? Testen Sie, welches Gemüse im Gemüse-Reis-Ragout am stärksten hervorschmeckt und welches Ihnen am besten schmeckt. So lernen Sie, ganz bewußt zu genießen – die beste Voraussetzung für eine langfristig gute Säure-Basen-Balance.

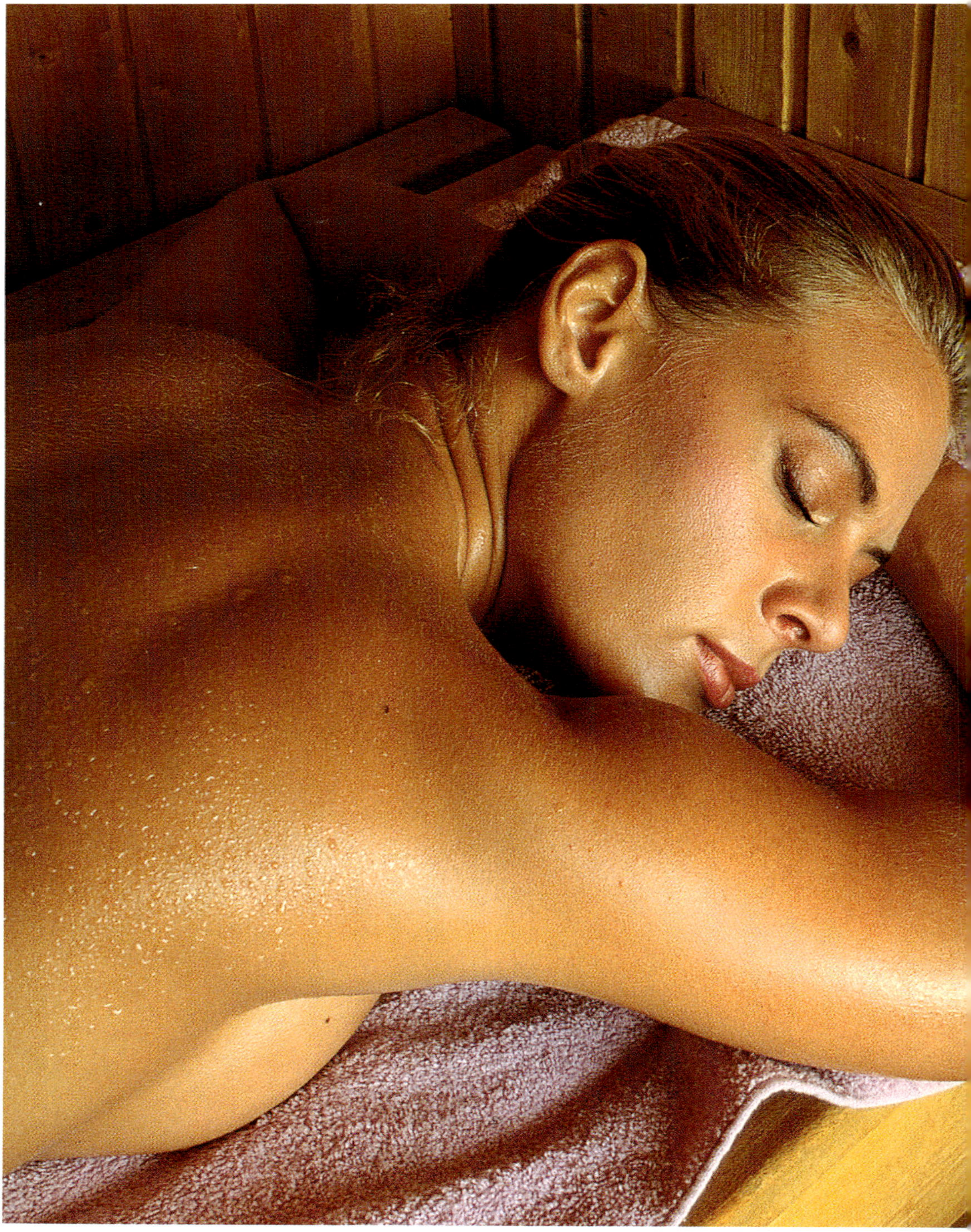

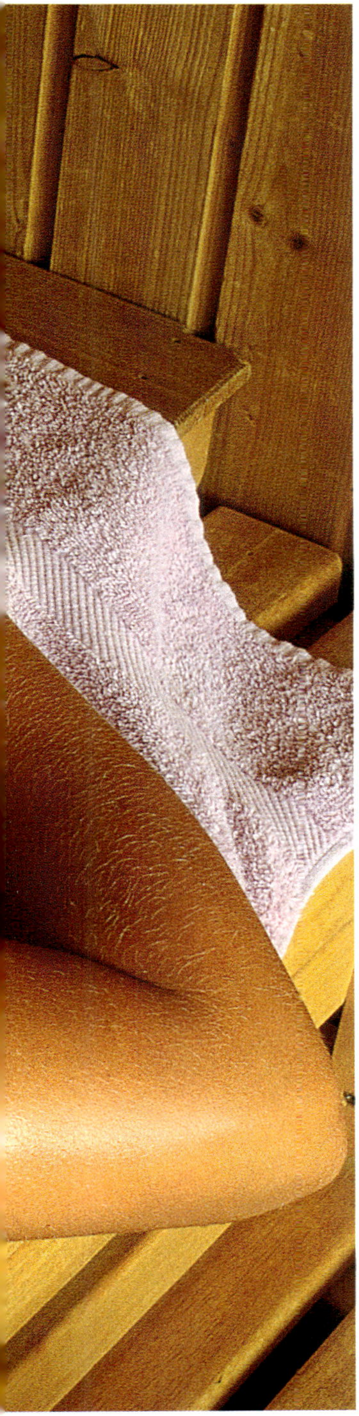

Aktiv entschlacken – Körper und Seele entspannen

Abnehmen, Entspannen und Fitwerden sind bei der Säure-Basen-Diät untrennbar miteinander verknüpft, und so finden Sie in diesem Kapitel wichtige Regeln und Anregungen, um auszuspannen und sich von innen her zu entschlacken. Sie erreichen damit leichter Ihr Wohlfühlgewicht, stärken Ihre Gesundheit und Leistungsfähigkeit und erhöhen Ihre Lebensfreude.

Kommen Sie auf andere Gedanken!

Den Hunger »vergessen«

Die größte Gefahr bei einer Diät besteht darin, nur noch ans Essen zu denken und schon davon Hunger zu bekommen! Deshalb ist es außerordentlich wichtig, daß Sie sich außer der Diät auch noch etwas anderes Gutes gönnen. Gehen Sie mal wieder ins Kino oder ins Theater, oder starten Sie einen langen Einkaufsbummel. Zusätzlich können Sie mit den richtigen Begleitmaßnahmen die Umstellung zur gesünderen Ernährung und zu mehr Fitneß ganz gezielt fördern und wirkungsvoll unterstützen.

Ein wohltuendes Bad entspannt und entgiftet gleichzeitig.

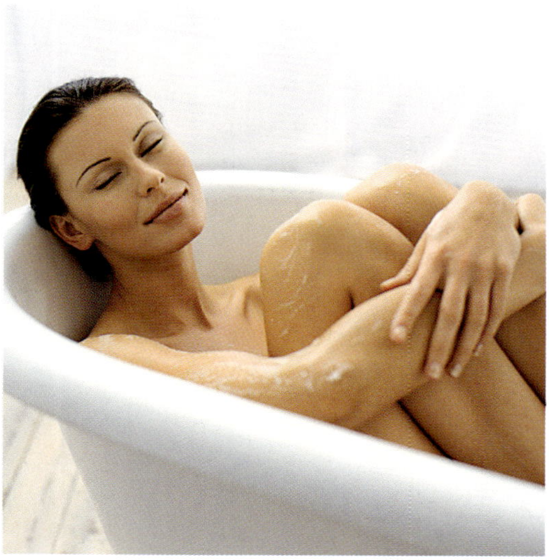

Säure-Basen-Diät: mehr als nur Ernährung

Bei jeder Diät rebelliert der Körper erst einmal gegen das Ungewohnte und stellt Ihrem Diätvorhaben damit ein Bein. Sie können dem jedoch entgegenwirken: Stärken Sie den Kreislauf, gönnen Sie sich seelische Streicheleinheiten, lenken Sie sich von den Gedanken ans Essen ab, fördern Sie die Ausleitung deponierter Säuren durch folgende Strategien:

Wohlfühlprogramm

- Lernen Sie Entspannungstechniken, nehmen Sie entspannende Bäder.
- Stärken Sie die Darmfunktion, indem Sie den Darm reinigen und entlasten.
- Kurbeln Sie den Kreislauf mit Kneipp-Maßnahmen an.
- Fördern Sie die Entgiftung durch Packungen oder Sauna.
- Führen Sie Basen gezielt zu.
- Arbeiten Sie sich ein Ablenkungsprogramm für Abnehmkrisen aus.
- Erstellen Sie sich ein Bewegungspensum, das Sie mit Spaß durchhalten können.

Säuren, Basen und Bewegung

Muskulatur

Bewegung hilft, überschüssiges Fett zu verbrennen, und sie fördert das Wachstum der Muskeln und damit den täglichen Kalorienverbrauch Ihres Körpers: je muskulöser Ihr Körper, um so mehr Energie verbraucht er. Bewegung hat aber auch, wenn sie richtig dosiert ist, eine wichtige Entsäuerungsfunktion (Seite 28).

Entsäuerung über die Atmung

Bewegung regt die Atmung an und somit auch die Entsäuerung des Körpers über die Atmung. Messungen haben ergeben, daß schon ein ausgedehnter Waldspaziergang dazu führt, daß sich die Säurekonzentration im Urin deutlich verringert – ein Zeichen dafür, daß verstärkt Säuren abgeatmet wurden.

Vertiefte Atmung

▶ Durch Bewegung vertieft sich die Atmung, es wird vermehrt Kohlensäure abgeatmet. Die Durchblutung wird angeregt, zusätzliche Blutgefäße öffnen sich. Säuren können also auch aus Bereichen abtransportiert werden, die im Ruhezustand kaum durchblutet werden, beispielsweise aus den feinen Blutgefäßen direkt unter der Kopfhaut.

Durchblutung

Sport richtig betreiben!

Für die Entsäuerung sind solche Sportarten von Vorteil, bei denen Sie sich viel und vor allem ausdauernd bewegen. Grundsätzlich gilt:

- Betreiben Sie Ihren Sport so, daß Sie idealerweise einmal täglich, mindestens aber dreimal pro Woche ins Schwitzen kommen – auch auf diesem Wege werden Säuren ausgeschieden.
- Beginnen Sie langsam! Nie außer Puste geraten, ganz allmählich steigern!
- Wer sich überfordert, verliert die Lust zum Weitermachen! Sportliche Überanstrengung führt zu einer Übersäuerung Ihrer Muskeln. Ihr Körper reagiert mit Schmerzen, dem bekannten Muskelkater, und einer

Schwitzen

Säuren, Basen und Bewegung

Sportarten mit hohem Bewegungsanteil

Die Sportarten mit besonderer Ausdauerbelastung sind mit * gekennzeichnet.

- Ballsport
- Golf
- Jogging*, Walking*
- Leichtathletik
- Rudern*
- Schlittschuh- und Rollschuhlaufen
- Schwimmen*
- Skating*
- Skifahren; Abfahrt und Langlauf*
- Tanzen
- Tennis, Squash, Badminton

mit niedrigem Bewegungsanteil

- Bodybuilding
- Geräteturnen
- Gewichtheben
- Segeln
- Surfen
- Wasserski

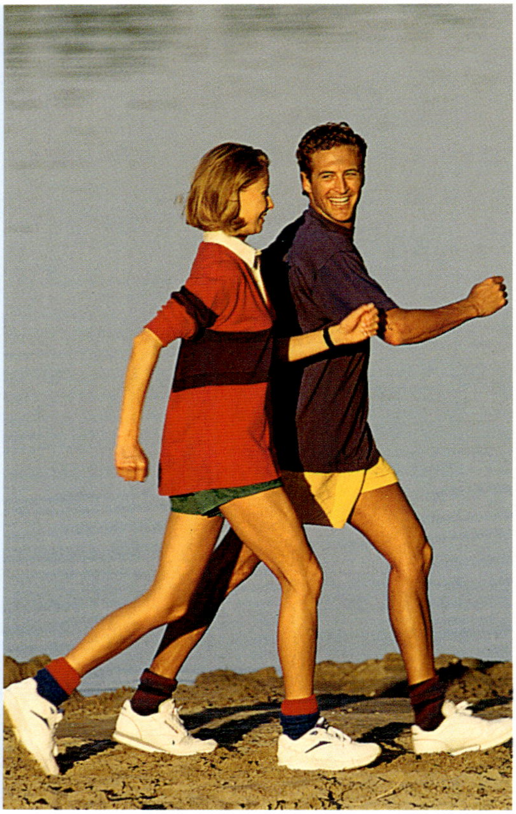

zusätzlichen Einlagerung von Wasser in den Muskeln, um die Säuren zu verdünnen. Trotz Sport schnellt der Zeiger Ihrer Waage nach oben! Das ist unnötig frustrierend.

Faustregel

▶ Als Faustregel für sportliche Betätigung gilt deshalb: So lange Sie sich bei der sportlichen Belastung noch unterhalten oder durch die Nase atmen können, ist es auf keinen Fall wahrscheinlich, daß Ihr Körper in Sauerstoffnot gerät. Kommen Sie beim Sport jedoch aus der Puste und gehen deshalb zur Mundatmung über, dann haben Sie sich bereits überanstrengt. Sie sollten sich bremsen und langsamer sporteln.

Extra viel Gemüse

Etwas Säure fällt beim Training immer an – essen Sie also nach dem Sport eine Portion Gemüse extra! Damit beugen Sie einem Muskelkater vor.

Körper und Seele entspannen

Entlastung und Entspannung fördern nicht nur Ihr Wohlbefinden, sondern auch Ihre Gesundheit und Fitneß. Beides stärkt Ihren Körper und unterstützt die Ausleitung jahrelang deponierter Säuren.

Darmreinigung

Geregelte Darmfunktion

Für Ihr Wohlbefinden ist ein gesunder, vitaler Darm eine ganz wichtige Voraussetzung. Gerade Übergewichtige haben oft Probleme mit einer geregelten Darmfunktion, da sie dieses wichtige Organ lange Zeit überlastet haben.

Abführmittel?

Ganz falsch ist es, Abführmittel zu benutzen. Sie reizen die Darmschleimhaut und schwemmen Kalium aus, einen Mineralstoff, der für die Muskelfunktion bedeutsam ist: Ihre Darmmuskulatur wird dadurch zusätzlich geschwächt – Sie benötigen derart immer öfter und immer größere Mengen an Abführmittel.

Weizenkleie – Leinsamen

- Von Weizenkleie zur Anregung der Darmfunktion wird heute eher abgeraten: Sie kann das Darmmilieu übersäuern.
- Leinsamen sind ein gutes Quellmittel; allerdings sollten Sie nur ungeschroteten Leinsamen verwenden! Der geschrotete Leinsamen setzt Fette frei, die sich negativ auf Ihre Kalorienbilanz auswirken.

Bitte beachten Sie

Die Säure-Basen-Diät ist für den Darm eine Entlastungsdiät. Daher sind Abführmittel tabu, sie zwingen den Darm zu etwas, wozu er nicht in der Lage ist! Gegen chronische Verstopfung empfiehlt sich eine Mayr-Diät, die auch als »Milch-Semmel-Kur« bekannt ist (siehe Buchtip und Adressen ab Seite 91).

Der Bittersalztrunk

Bitter, aber gut!

Zur Darmreinigung empfiehlt sich eine Bittersalzlösung. Die abführende Wirkung dieses Trunks ist zwar meist sehr heftig, danach fühlen Sie sich jedoch rundum wohl und verspüren zudem erfahrungsgemäß viel weniger Hunger.

Körper und Seele entspannen

So wird´s gemacht

Besorgen Sie sich aus der Apotheke Bittersalz. 1 gestrichenen TL abends in etwa 50 ml Wasser geben, über Nacht auflösen lassen. Morgens weitere 200 ml Wasser hinzugeben – Dosierung genau einhalten! Zur Geschmacksverbesserung können Sie etwas Zitronensaft zugeben. Trinken Sie den Bittersalztrunk in einem Zug!

Zitrone hilft

Dieser durchwandert nun den Darm, der sich jetzt teilweise recht heftig entleert. Bleiben Sie also besser zu Hause!

Bitte beachten Sie

- Leiden Sie an Gallenbeschwerden oder Gallensteinen, müssen Sie unbedingt Ihren Arzt zu Rate ziehen, bevor Sie den Bittersalztrunk zur Darmreinigung anwenden.
- Sinnvoll ist der Bittersalztrunk nur bei umfassender Beachtung der Säure-Basen-Diät. Er ist nicht geeignet, um einen Diätfehler »auszugleichen«!

Darmtraining

Viel Obst und Gemüse

Bei der Säure-Basen-Diät essen Sie viel Obst und Gemüse und trinken reichlich. Ihre Darmfunktion kommt daher oft von selbst wieder in Ordnung. Wichtig ist aber immer, daß Sie ganz gezielt den Entleerungsreflex trainieren. Er ist morgens am stärksten, weil der Dickdarm in den frühen Morgenstunden am aktivsten ist.

So wird´s gemacht

Nach dem Frühstück ist die beste Zeit, zur Toilette zu gehen. Tun Sie dies regelmäßig jeden Morgen. Planen Sie dafür zehn bis 15 Minuten fest ein. Nur wenn Sie morgens Ruhe haben, kann sich Ihr Darm regulieren. Dann wird es nach einigen Tagen Säure-Basen-Diät reichen, auf den Reflex zu achten und ihm entsprechend nachzugeben.

Darmreflexe

Darmmassage

Regelmäßige Bewegung – Gehen, Joggen, Schwimmen – ist gut für die Verdauung. Nehmen Sie sich bewußt Zeit dafür. Kommen Sie nicht dazu, sich ausreichend zu bewegen, verwöhnen Sie Ihren Darm mit einer Massage, die auch gegen Verstopfung hilft!

Gut gegen Verstopfung

So wird´s gemacht

Legen Sie sich entspannt hin und achten Sie darauf, wie sich Ihr Bauch beim Atmen hebt und senkt. Legen Sie dann die

Sanfter Druck

flache Hand rechts unterhalb des Rippenbogens. Fahren Sie mit der Hand sanft nach links, dann hinab, nach rechts und zurück zum Ausgangspunkt. Wiederholen Sie diese Massagebewegung mit leichtem Druck, bis Sie im Unterbauch ein warmes, entspanntes Gefühl deutlich spüren.

Wickel zum Entgiften

Den Körper entschlacken

Leber- und Leibwickel wirken nicht nur entspannend, sie entsäuern und entschlacken auch Ihren Körper über die Haut und fördern so Ihren Kreislauf wie Ihre Fitneß.

Der Leberwickel

Leinen – Baumwolle – Wolle

Dieser Kneipp-Wickel besteht aus drei Lagen: einem Leintuch, das angefeuchtet wird, einem Baumwoll-(Frottee-)tuch, das darübergeschlagen wird und abschließend einem etwas kleineren Wolltuch. Sie können den Leberwickel täglich, am besten vor oder nach dem Essen anwenden.

So wird´s gemacht

Wickel mit warmem Wasser anfeuchten. Glatt unter dem rechten Rippenbogen auf die Haut legen. Darüber kommt ebenso glatt das Baumwoll-(Frottee-)tuch. Dann das Wolltuch darüberlegen.

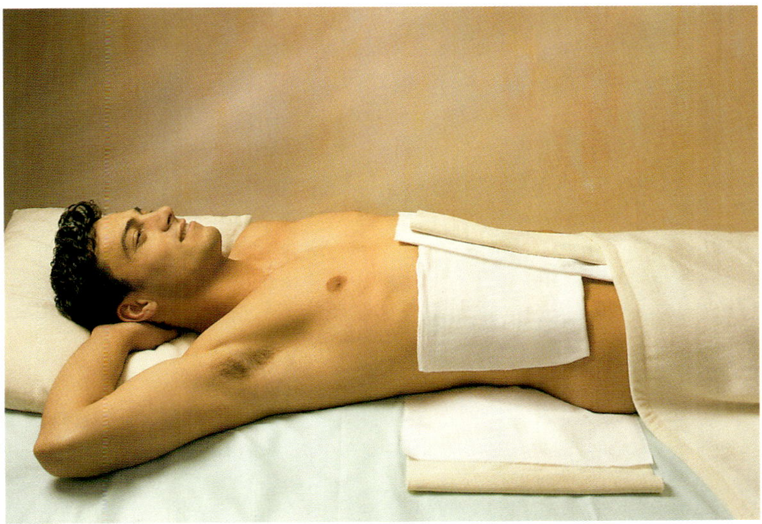

Ein Wickel besteht aus drei Lagen – fertige Wickelsets gibt es in der Apotheke.

Als Leberpackung sollte das Paket mindestens die Größe von drei Handbreit haben, als Wickel reicht es von einer Handbreit oberhalb des Rippenbogens bis in Höhe der Beckenknochen.

Leibwickel

Kneipp-Anwendung

Dieser Kneipp-Wickel ist der große Bruder des Leberwickels und besteht ebenso aus drei Lagen: einem großen Leintuch, das angefeuchtet wird, einem Baumwolltuch oder großen Saunafrotteetuch, das darübergeschlagen wird, und abschließend einem etwas schmäleren Wolltuch.

So wird´s gemacht

Feuchten Sie ein Leintuch mit kaltem oder warmem Wasser an. Wickeln Sie sich das Tuch ganz um den Leib, so daß es vom Hals bis zur Leiste reicht. Darüber kommt das Baumwolltuch, dann die Wolldecke. Der warme Wickel kühlt zunächst etwas ab; nach spätestens 20 Minuten erwärmt sich der Wickel und läßt Sie schließlich regelrecht dünsten. Dies sollten Sie eine dreiviertel bis zwei Stunden aushalten. Der Leibwickel regt Stoffwechsel und Blutzirkulation stark an. Ruhen Sie sich danach aus, und wenden Sie ihn nicht mehr als ein- bis zweimal pro Woche an.

Stoffwechsel und Blutzirkulation

Bäder und Wechselanwendungen

Ihren Kreislauf bringen Sie mit Wechselanwendungen hervorragend auf Vordermann. Sie steigern Ihre Fitneß und die Abwehrkraft gegen Infekte. Gleichzeitig verbessern sie Ihre Streßtoleranz ganz allgemein und helfen über manches Tief, wenn Sie doch von einer gebratenen Gans träumen. Ob Sie ein Wechselarmbad, ein Wechselfußbad, Wechselgüsse oder eine Wechseldusche nehmen: Es gibt nur wenige Regeln zu beachten:

Fitneß und Abwehrkraft

- Niemals eine kalte Anwendung auf kalte Haut.
- Beginnen Sie daher immer mit dem Warmanteil, den Sie so lange durchführen, bis Sie angenehm durchwärmt sind.
- Dann folgt ein kalter Guß, kurz, nur für etwa 10 Sekunden. Beginnen Sie ihn immer herzfern, an der Außenseite der rechten Extremitäten, nähern Sie sich dann der Körpermitte.
- Warm und kalt dreimal im Wechsel; enden Sie mit dem kalten Abguß. Hinterher gut

frottieren und entweder ins Bett legen oder aktiv eine Wiedererwärmung betreiben!
Beachten Sie bitte auch, daß das kalte Wasser frei ablaufen kann, Sie also nicht im kalten Wasser stehen. Dazu sollten Sie sich einen Rost besorgen.

Sauna

Zur Entsäuerung, Kreislaufanregung, Entschlackung und Fitneß kann jedem Gesunden die Sauna nur wärmstens empfohlen werden. Doch schielen Sie nicht so sehr auf den Gewichtsverlust. In der Sauna schwitzen Sie, verlieren viel Wasser und daher auch Gewicht. Das ist schnell wieder da, wenn Sie trinken. Und das sollen Sie ausgiebig. Wichtiger ist, daß Sie mit dem Schweiß Säuren aus dem Körper entfernen, also von innen heraus entschlacken. Leider zögern besonders Übergewichtige oft, die Sauna aufzusuchen. Gehen Sie doch mit Freunden gemeinsam zum regelmäßigen Saunieren!

Gemeinsam saunieren

Einige Saunaregeln gilt es zu beachten:

- Die Sauna sollte nicht übertrieben werden. Beginnen Sie mit einer kurzen Dauer (8 Minuten) auf einer unteren Bank. Bei Verträglichkeit können Sie sich dann auf bis 15 Minuten steigern.
- Trinken Sie nicht zwischen den Gängen, denn das mindert den Entschlackungseffekt. Trinken Sie jedoch ausgiebig nach der Sauna, beispielsweise Mineralwasser oder eine Mischung im Verhältnis 1:3 aus Apfelsaft und Mineralwasser, um die mit dem Schweiß verlorengegangenen lebenswichtigen Mineralstoffe gleich wieder zu ersetzen.
- Kühlen Sie zunächst an der Luft ab, dann unter der Schwallbrause oder im Tauchbad.
- Der nächste Saunagang schließt sich nach einer etwa 20minütigen Ruhepause an, in der Sie sich ausreichend abkühlen sollten.
- Nach dem letzten Saunagang sollten Sie noch etwa eine halbe Stunde liegen!

Nach der Sauna viel trinken

Bäder

Wärme wirkt entspannend – zumal dann, wenn Sie als Badezusätze pflanzliche Essenzen verwenden.
Für den Kreislauf günstiger ist statt eines Vollbades ein sogenanntes Dreiviertelbad; das Wasser, nicht heißer als 39 °C, reicht hierbei nur bis etwa zur Hälfte des Brustkorbs. Die Badedauer von 15 bis 20 Minuten können Sie einmal pro Woche auf eine halbe Stunde ausdehnen zu einem entsäuernden Auslaugebad: Geben Sie 2 EL Natriumbicarbonat (Apotheke)

Körper und Seele entlasten und entspannen

oder Kaisers Natron ins Badewasser (Seite 87). Danach pflegen Sie Ihre Haut!

Wohltuende Düfte

■ Pflanzenextrakte gibt es als spezielle Zubereitung für Bäder, Sie können aber auch ätherische Öle verwenden. Nur wenige Tropfen zusammen mit einer Badeemulsion ins einlaufende heiße Wasser geben, so daß sich das Öl gut verteilt.

Pflanzenextrakte und ätherische Öle zum Baden

- Entspannend und beruhigend: Melisse, Hopfen, Baldrian
- Kreislaufanregend: Rosmarin, Fichtennadeln, Eukalyptus
- Stimmungshebend: Lavendel, Thymian, Geranie, Bergamotte
- Bei nervöser Anspannung: Orangenöl, Majoran, Zitronenmelisse

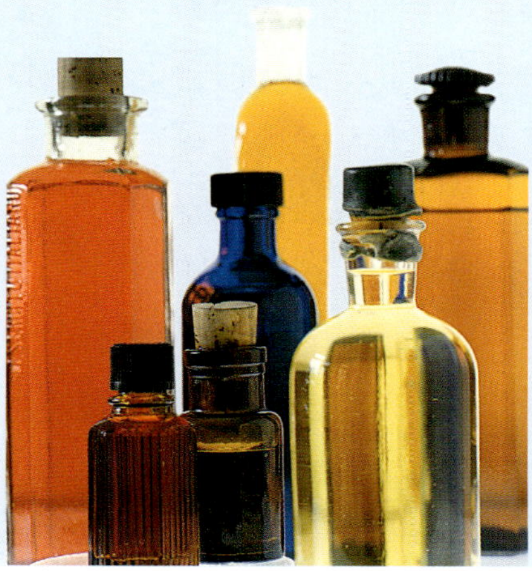

Bitte beachten Sie

- Bei Krampfadern müssen Sie mit Fußbädern vorsichtig sein oder ganz darauf verzichten.
- Nie bei kalten Händen oder Füßen eine kalte Anwendung durchführen!
- Asthmakranke und Patienten mit Herzrhythmusstörungen sollten das Wasser wärmer wählen.

Armbad/Fußbad

Auch ein warmes Armbad entspannt. Füllen Sie das Waschbecken mit etwa 38 bis 40 °C warmem Wasser, auch mit Badezusatz. Tauchen Sie beide Arme angewinkelt tief ein.

Kopfschmerz und Anspannung

Bei Kopfschmerz und Anspannung wirkt ein temperaturansteigendes Fußbad oft wahre Wunder. Es leitet den Blutandrang im Kopf zu den Füßen hin ab.
Füllen Sie warmes Wasser in eine kleine Wanne, die Sie in die Dusch- oder Badewanne stellen. Das Wasser sollte bis in halbe Wadenhöhe reichen. Geben Sie von Zeit zu Zeit heißes Wasser hinzu. Zuletzt die nun krebsroten Füße mit kaltem Wasser kurze Zeit abbrausen, gut abtrocknen und warme Strümpfe anziehen!

Kalter Armguß

Belebende Kälte

Einen kalten Armguß können Sie überall dort durchführen, wo Sie eine Dusche oder ein etwas größeres Waschbecken mit einem nicht allzu kleinen Wasserhahn vorfinden.

▶ Krempeln Sie die Ärmel Ihres Hemdes oder Ihrer Bluse weit hoch und lassen Sie kaltes Wasser direkt aus dem Wasserhahn sanft über den Arm laufen. Beginnen Sie am rechten Arm mit der Kleinfingerseite der Hand; führen Sie den Wasserstrahl in Richtung Schulter, erst außen am Arm, dann innen. Wiederholen Sie dies mit dem linken Arm. Streifen Sie das Wasser nur ab und ziehen Sie sich wieder warm an.

Güsse wie auch die wechselwarmen Bäder steigern die örtliche Durchblutung der jeweiligen Hautregionen. Darüber hinaus beeinflussen Sie aber auch benachbarte Organe: Ein Armguß spricht beispielsweise auch die Atmung an, so daß die Lunge als Säureventil angeregt wird. Knie- und Schenkelguß wirken auf die Niere und die Blase. Auch dadurch beeinflussen diese Güsse und Wechselbäder das Gleichgewicht von Säuren und Basen im Körper.

Armguß für die Atmung

Wechselbäder und Wechselgüsse

Wollen Sie den Stoffwechsel besonders anregen, die Konzentration steigern, oder einer allgemeinen Erschöpfung entgegenwirken, haben aber für ein Saunabad keine Zeit, dann hilft Ihnen ein Wechselbad- oder -guß. Auch hier gilt, daß Sie immer mit dem warmem Wasser beginnen.

Wechselarmguß

▶ Beginnen Sie am rechten Arm: Mit dem 36 bis 38 °C warmem Wasserstrahl gehen Sie über den Handrücken an der Außenseite des Armes hinauf bis zur Schulter. Dort kurz bleiben und dann an der empfindlicheren Arminnenseite bis zum Handgelenk wieder zurückgehen. Den warmen Wasserstrahlguß dann ebenso am linken Arm vornehmen. Die Haut sollte nun an beiden Armen gut durchblutet und leicht gerötet sein. Die Arme müssen sich warm anfühlen. Erst dann mit dem Kälteguß beginnen: Dafür das Wasser auf etwa 18 °C einstellen. Der Guß wird dann wie beim Warmguß zügig durchgeführt, erst am rechten dann am linken Arm. Danach wiederholen Sie Warm- und Kaltguß an

Immer mit rechten Arm beginnen

beiden Armen. Nun sollten Sie sich erfrischt fühlen. Lassen Sie das Wasser auf der Haut von selbst verdunsten. Sie können die Arme ein wenig auspendeln. So erfrischt Sie die Verdunstungskälte auf der Haut noch zusätzlich. Zum Schluß sind beide Arm sehr gut durchblutet und erwärmen sich sofort wieder.

Wasser verdunsten lassen

Den Wechselarmguß sollte man bei Herzbeschwerden, Durchblutungsstörungen und Organschäden des Oberkörpers nur mit Vorsicht anwenden.

Wechselarmbad

Noch einfacher als der Wechselarmguß ist das Wechselarmbad, denn dazu brauchen Sie nur ein Waschbecken. Der Effekt ist etwa der gleiche, auch hier wird durch eine vermehrte Durchblutung auch der feinsten Äderchen eine Entschlackung gefördert. Sie sollten sich nicht zu luftig anziehen und für einen Stuhl sorgen, auf dem Sie bequem sitzen können, während Sie Ihren Arm ins Waschbecken halten.

▶ Füllen Sie das Waschbecken mit 36 bis 38 °C warmem Wasser, eine Wanne oder idealerweise ein zweites Waschbecken mit 18 °C kaltem Wasser. Legen Sie beide Arme etwas 5 Minuten ins warme Wasser, entspannen Sie dabei Nacken und Schultern. Jetzt die Arme ins kalte Wasser legen, meist reichen 10 Sekunden, bis die Kälte deutlich spürbar wird. Beides wird wiederholt: wiederum 5 Minuten warmes Armbad, dann 10 Sekunden kaltes Armbad. Streifen Sie das Wasser ab, ohne sich richtig abzutrocknen. So steigern Sie den Kältereiz und die danach folgende Wärmereaktion des Körpers. Je nach Jahreszeit können Sie auch den kalten oder warmen Anteil des Wechselbades verlängern. Das Wechselarmbad ist nicht geeignet für Menschen, die dabei Herzklopfen, ein Gefühl der Enge oder Schwindelgefühle bekommen. Unterbrechen Sie sofort die Anwendung. Legen Sie sich warm zugedeckt hin, und atmen Sie ruhig und gleichmäßig durch.

10 Sekunden Kältereiz

Schenkelguß, wechselwarm

Im Wohlfühlprogramm des vierten Tages (Seite 54) haben Sie den Knieguß kennengelernt. Auch ihn können Sie als Wechselguß durchführen, genau wie es hier für den Schenkelguß beschrieben wird. Mit dem Schenkelguß lassen sich deutliche Symptome einer Übersäuerung wie Verstopfung oder Durchblutungsstörungen, behandeln.

▶ Verwenden Sie wiederum Wasser von 36 bis 38 °C. Stellen Sie das rechte Bein in die Dusche oder in die Badewanne (Achtung: Rutschgefahr ausschließen). Beginnen Sie vom Fußrücken entlang der Außenseite des Beines an aufwärts bis zur Leiste, den sanften Wasserstrahl erst über den Fuß, dann über den gesamten Schenkel fließen zu lassen. Gehen Sie danach mit dem Wasserstrahl an der Innenseite des Schenkels abwärts von der Leiste wieder bis zum Fußknöchel. Beginnen Sie nun mit dem linken Bein in der beschriebenen Art. Stellen Sie dabei den rechten Fuß auf einen trockenen Untergrund, so kühlt er nicht so schnell aus, und auch die Rutschgefahr ist geringer.

Erst Außen-, dann Innenseite

Nach dem fünf- bis zehnminütigen Wärmeguß sollten beide Beinen gut durchblutet und warm sein. Jetzt mit dem 18 °C kalten Wasser wie schon beim Wärmeguß beschrieben, allerdings nur ganz kurz erst das rechte Bein vom Fuß bis zur Leiste und wieder zurück, dann das linke Bein abgießen. Zum Schluß beide Fußsohlen mit kaltem Wasser abgießen. Wiederholen Sie Warm- und Kaltguß und ruhen Sie sich nach dem Schenkelguß aus. Nicht durchführen sollten den Schenkelguß alle, die unter Nieren- und Harnwegsinfektionen leiden oder leicht frieren. Auch während der Menstruation ist ein Schenkelguß nicht empfehlenswert.

Wechselfußbad

Ähnlich wie bei den Armen können die Füße und Beine sowohl mit einem Wechselguß wie auch mit einem Wechselbad aktiviert werden. Ideal ist das Wechselfußbad zum Beispiel als Einschlafhilfe bei kalten Füßen oder bei Kopfschmerzen. Bei Durchblutungsstörungen, Nerven- und Venenentzündungen sollten Sie kein Wechselfußbad durchführen, ohne zuvor den Arzt zu fragen.

Einschlafhilfe

▶ Für das Wechselfußbad brauchen Sie zwei hohe, breite Eimer, in die Sie 36 bis 38 °C warmes bzw. 18 °C kaltes Wasser einfüllen. Setzen Sie sich vor die beiden Eimer, und stellen Sie Ihre Beine hinein: Die Beine sollten bis über die Waden im Wasser stehen. Stellen Sie die Beine 5 Minuten ins warme und dann kurz (10 bis 15 Sekunden) ins kalte Wasser.

Wiederholen Sie das Wechselbad und trocken Sie nur die Fußsohlen ab, von den Beinen das Wasser nur abstreifen. Ziehen Sie dann Strümpfe an und bewegen Sie sich – oder ruhen Sie sich gut zudeckt aus.
Auch beim Wechselfußbad gilt, daß es sofort unterbrochen wird, sollten Schwindelgefühle, Kältezittern oder Muskelkrämpfe auftreten.

»Reine« Basen

Zum Einnehmen sind reines Natriumbicarbonat oder bekannte Basenpräparate wie Kaiser's Natron, Bullrich's Salz oder Neukönigsförder Mineraltabletten aufgrund ihres hohen Natriumanteils nicht empfehlenswert. Sinnvoller sind Präparate, die neben Natriumbicarbonat auch Kalium- und Kalziumcarbonat sowie Zitrate enthalten.

- Geeignete Basenpräparate erhalten Sie in der Apotheke oder können Sie bestellen (siehe Adressen Seite 88). Mit viel Flüssigkeit einnehmen – Dosierungsvorschriften beachten!

▶ Ihr Körper ist darauf eingestellt, ständig Säuren zu entfernen, da er diese ja selbst auch ständig produziert. Ein Überangebot an Basen entspricht nicht den körpereigenen Verhältnissen. Eine zweiwöchige Kur mit Basenpräparaten, ein- bis zweimal im Jahr, ist durchaus empfehlenswert. Der »Königsweg« hin zu einer gleichbleibend ausgewogenen Säure-Basen-Bilanz ist jedoch eine grundsätzlich basenreiche, säurearme Ernährung!

Bitte beachten Sie

Ohne die Kontrolle eines auf die Säure-Basen-Problematik spezialisierten Arztes sollten Sie Basenpräparate nicht länger als zwei Wochen einnehmen!

- Die Aufnahme von Vitaminen ist an bestimmte pH-Werte gebunden: zu viele Basen beeinträchtigen Ihre Vitaminversorgung.
- Basenpräparate können die Nieren belasten. Nierenkranke dürfen diese nicht ohne ärztliche Kontrolle einnehmen.
- Gleiches gilt, wenn Sie regelmäßig Medikamente einnehmen müssen.

Zum Nachschlagen

Bücher, die weiterhelfen

Bachmann, Dr. med. Robert M., *Gesund und fit durch Darmreinigung;* Gräfe und Unzer Verlag, München

Bachmann, Dr. med. Robert M., *Praxis Service Naturheilverfahren;* Hippokrates Verlag, Stuttgart

Bachmann, Dr. med. Robert M., *Gesunder Darm – Gesunder Mensch;* Trias Verlag, Stuttgart

Cardas, Elena, *Atmen;* Gräfe und Unzer Verlag, München

Collier, Renate, *Wie neugeboren durch Darmreinigung;* Gräfe und Unzer Verlag, München

Elmadfa, Ibrahim, Aign, W., Fritzsche, D., Muskat, E., *Die große GU Nährwert Kalorien Tabelle;* Gräfe und Unzer Verlag, München

Fühl Dich gut! Gräfe und Unzer Verlag, München

Kraske, Dr. med. Eva-Maria, *Wie neugeboren durch Säure-Basen-Balance;* Gräfe und Unzer Verlag, München

Langen, Prof. Dr. med. Dietrich, *Autogenes Training;* Gräfe und Unzer Verlag, München

Pahlow, Mannfried, *Heilpflanzen – meine besten Rezepte;* Gräfe und Unzer Verlag, München

Schutt, Karin, *Massagen;* Gräfe und Unzer Verlag, München

Uhlemayr, Ursula, *Wickel & Co.;* Gräfe und Unzer Verlag, München

Werner, Monika, *Ätherische Öle;* Gräfe und Unzer Verlag, München

Worlitschek, Dr. med. Michael, *Der Säure-Basen-Haushalt;* Haug Verlag, Heidelberg

Gesundheit, der neue große Familien-Ratgeber; Gräfe und Unzer Verlag, München

Adressen, die weiterhelfen

Bezugsadressen für Teemischungen, Basenpulver, Kneippartikel:
Arbeitskreis
Säure-Basen-Therapie
Gerberweg 6
87541 Hindelang

Informationen über Kuren:
Media Med Agentur
Gärtnerweg 27
86825 Bad Wörishofen

Allgäu-Clinicen für
Naturheilverfahren
Hahnenfeldstr. 24
86825 Bad Wörishofen
oder
Gerberweg 6
87541 Hindelang

Ärzte, die sich mit der Entsäuerungstherapie befassen, sind besonders in der Gesellschaft der Mayr-Ärzte vertreten. Listen können Sie anfordern über:
Ärztegesellschaft für
Erfahrungsheilkunde
Fritz-Frey-Str. 21
69121 Heidelberg

Ärztliche Gesellschaft für
Physiotherapie
Postfach 1228
53902 Münstereifel

Ärztliches Fortbildungszentrum
für Ganzheitsmedizin
Theatinerstr. 40
80333 München

Deutsche Gesellschaft für
ärztliche Hypnose und
Autogenes Training
Oberforstbachstr. 416
52076 Aachen

Kneipp-Bund e.V.
Bundesverband für
Gesundheitsförderung
Adolf-Scholz-Allee 6
86825 Bad Wörishofen

Gesellschaft Schweizerischer
Naturärzte
Bruggereckstr. 16
CH-9100 Herisau

Gesellschaft der Mayr-Ärzte
Gesundheitszentrum am
Wörthersee
A-9082 Wörth-Dellach, Kärnten

Zentralverband der Ärzte für
Naturheilverfahren
Alfredstr. 21
72250 Freudenstadt

Naturärztevereinigung der
Schweiz
Postfach 65
CH-9052 Niederteufen

Sachregister

Rezeptregister

Impressum

Inhaltlich unveränderte Nachauflage von Abnehmen mit Säure-Basen-Diät, Gräfe und Unzer Verlag GmbH 1998,
ISBN 3-7742-3769-7

Wir danken Frau Dr. Ulrike Novotny für Ihre Mitarbeit und große Hilfe bei der Erstellung dieses Buches.

Redaktion: Friedrich Bohlmann
Lektorat: Dr. Carla Meyer, Christiane Kührt (Rezepte)
Fotonachweis: Fotos incl. Titelfoto: Reiner Schmitz, Food-Styling: Rudolf Vornehm; weitere Fotos: Barbara Bonisolli: 27, 73; Christian Dahl, Jalag: 57, 78; Franz Faltermaier: 80; Mike Masoni: 41;Michael Nischke: 76; Thomas von Salomon: 83; Christophe Schneider: 6, 69, 86; Stiepel, Fotostudio Schmitz: 21, 22, 29, 38, 39; Tony Stone: Umschlag Rückseite (Perlstein), 55 (Thomas), Isabella Valdivieso: 36
Umschlaggestaltung: independent Medien-Design
Innenlayout: Heinz Kraxenberger
Gesamtherstellung: Renate Hausdorf
Lithos: Fotolito Longo, I-Bozen
Druck: Appl, Wemding
Bindung: Sellier, Freising
Printed in Germany

ISBN 3-7742-1907-9

Auflage	3.	2.	1.
Jahr	02	01	2000